D1866375

Dr. med. Thomas Simon

Rat und Hilfe für Magen, Darm und Po

Erkrankungen des Verdauungstrakts vorbeugen und wirksam behandeln.
Die besten Methoden der Naturheilkunde und der Schulmedizin

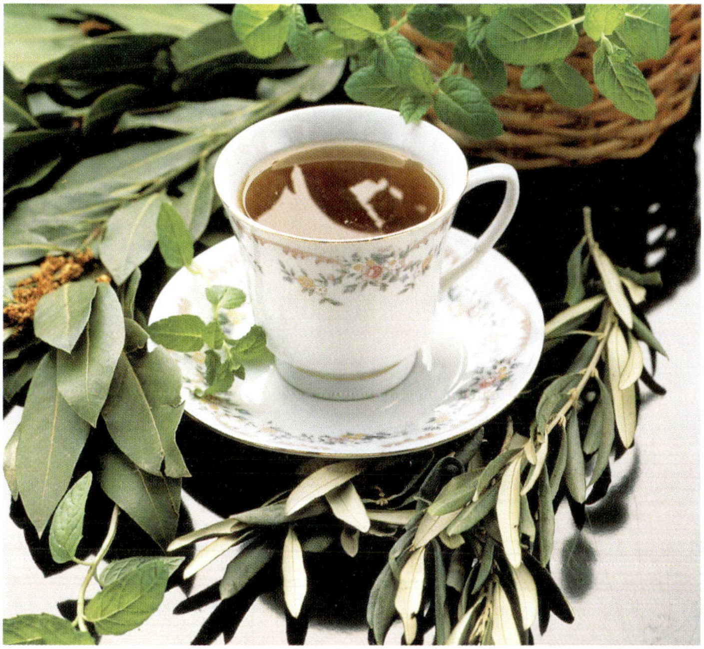

SÜDWEST

Inhalt

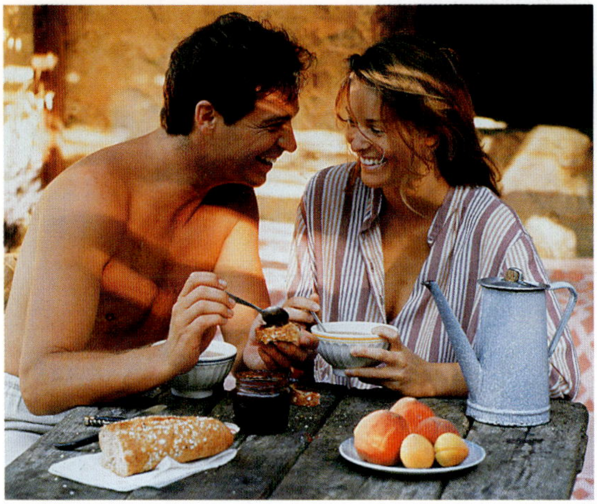

Bewusste Ernährung in entspannter Atmosphäre fördert die Verdauung.

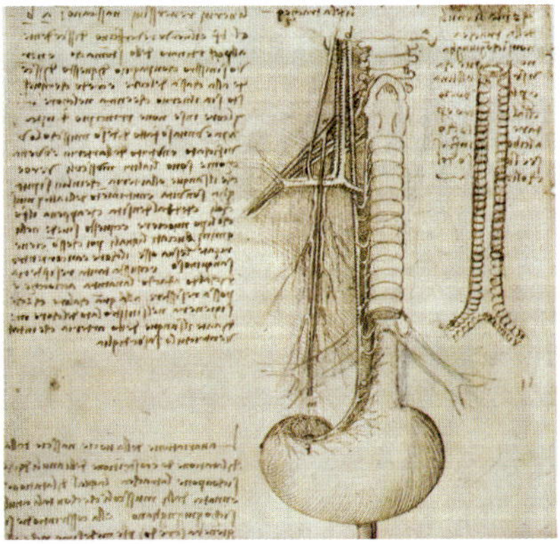

Ein hoch komplexes Organ – der Verdauungsapparat.

Funktionelle Störungen im Dickdarm machen vielen Menschen das Leben schwer.

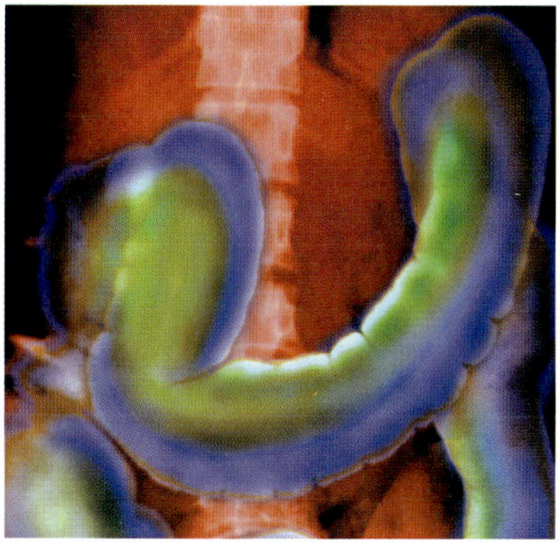

Vorwort

Bei Erkrankungen im Magen-Darm-Bereich besteht meist zwischen Schwere der Ursache und Schmerzintensität keine feste Beziehung, d.h., ein eher harmloser Reizdarm kann z. B. viel stärkere Beschwerden machen als ein Darmkrebs. Daher ist eine gewissenhafte Diagnostik, insbesondere bei länger anhaltenden Beschwerden, von großer Bedeutung.

Der gesamte Verdauungstrakt besteht im Prinzip nur aus einem mit verschiedenen Schleimhäuten ausgekleideten, etwa neun Meter langen Muskelschlauch. In diesem Hohlorgan kann es zu den verschiedensten organischen und vor allem funktionellen Störungen kommen.

Gerade im Verdauungstrakt ist eine Unterscheidung zwischen organischer und funktioneller Krankheit allein aufgrund der Beschwerden nicht möglich. Funktionelle Magen-Darm-Störungen verursachen oft weitaus heftigere Schmerzen als eine organische Erkrankung wie beispielsweise der Magen- oder Darmkrebs.

Versteckte Warnungen des Körpers

Fast alle Menschen leiden irgendwann in ihrem Leben unter Magen-Darm-Beschwerden wie beispielsweise Sodbrennen, Durchfall, Blähungen oder Verstopfung. Viele Magen-Darm-Erkrankungen können sich auch nur in ganz geringfügigen, unspezifischen Beschwerden äußern. Häufig ordnet man diese jedoch zuerst nicht dem Magen-Darm-Trakt zu.

Entzündungen der Gelenke, der Haut oder der Augen können manchmal die einzigen Symptome einer schweren chronischen Entzündung des Darms sein. Wenn dann zusätzlich keine Durchfälle auftreten oder kein Blut im Stuhl vorhanden ist, wird diese Erkrankung lange nicht diagnostiziert.

Manche Beschwerden sind nur scheinbar harmlos

Zeichen wie Völlegefühl, häufiges Aufstoßen und Appetitlosigkeit sind meist ohne weitere Bedeutung. Doch gerade so scheinbar harmlose Beschwerden können, in Verbindung mit Gewichtsverlust und allgemeinem Krankheitsgefühl, warnende Vorboten eines Magenkrebses sein.

Die Diagnostik kann noch dadurch erschwert werden, dass insbeson-

dere bei Magen-Darm-Krankheiten die Psyche und die seelische Befindlichkeit des Patienten eine große Rolle bei der Entstehung und dem Bild der Erkrankungen spielen.
Gerade weil Symptome der Krankheiten im Magen-Darm-Bereich schwer einzuordnen sind und für Laien die Notwendigkeit frühzeitigen ärztlichen Handelns oft nicht einsehbar ist, besteht der Auftrag des Arztes und auch des Heilpraktikers darin, auf eine genaue Selbstbeobachtung hinzuwirken, um bei ernsten Erkrankungen wie z. B. Krebs die Heilungschancen im Frühstadium voll auszuschöpfen. Daher gibt Ihnen dieses Buch einen kurzen Überblick über die wichtigsten Magen-Darm-Erkrankungen mit ihren Ursachen sowie den möglichen Behandlungsmethoden.

Auch wenn der Körper einen Großteil seiner Erkrankungen selbst heilt, sollte das keinesfalls dazu verleiten, bei Beschwerden den Kopf in den Sand zu stecken und abzuwarten – für das Immunsystem ist eine aktive Auseinandersetzung des Kranken mit seiner Krankheit sehr wichtig.

Vorbeugen ist besser als Heilen

Unbedingte Voraussetzung einer gezielten Behandlung ist jedoch die genaue Diagnose. Sobald die Diagnose feststeht, haben sowohl die Methoden der wissenschaftlichen Medizin als auch die der Naturheilkunde sowie so genannte alternative Heilmethoden – insbesondere bei funktionellen Störungen – ihre Berechtigung.
Noch wichtiger ist es natürlich, seine Lebensführung auf die verschiedenen Erkrankungen entsprechend einzustellen, um die Einnahme von Medikamenten auf das unbedingt notwendige Maß einschränken zu können.

Was dieser Ratgeber Ihnen bietet

Dieses Buch soll dazu beitragen, dass das Verständnis für Erkrankungen im Magen-Darm-Bereich bei den Betroffenen verbessert wird und Ihnen eine Hilfestellung zur genaueren Selbstbeobachtung geben. Es soll darüber hinaus aber auch deutlich machen, wann es unerlässlich ist, äztlichen Beistand zu suchen. Außerdem soll es als Ratgeber dienen, die allgemeine Lebensführung (Ernährung, Umgang mit Stress und Problemen, ausreichend Bewegung etc.) im Fall einer Erkrankung entsprechend zu ändern.

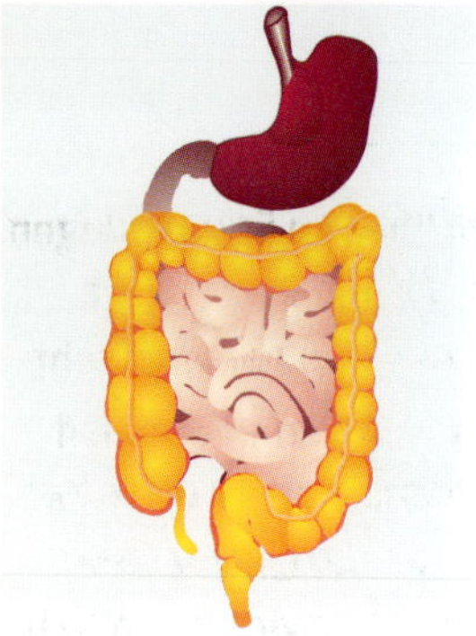

Der Verdauungstrakt ist ein ausgeklügeltes System zur Zerkleinerung, Aufspaltung und Verwertung der Nahrung.

Das Verdauungssystem

Der Verdauungstrakt bildet zusammen mit Speiseröhre, Magen und Darm eine Serie von Hohlorganen, die sich in einer ca. neun Meter langen, geschlängelten Röhre vom Mund bis zum After erstreckt. Wenn sich die Muskulatur des Verdauungstrakts zusammenzieht, kann sich diese Röhre um über die Hälfte verkürzen. Der Muskelschlauch ist innen mit einer Schleimhaut ausgekleidet. Mund, Magen und Dünndarm sind mit kleinen Drüsen versehen, die Verdauungssäfte produzieren. Zwei größere Organe, Leber und Bauchspeicheldrüse, befördern ihre Sekrete über kleine Kanäle zum Verdauungstrakt.

Warum Verdauung wichtig ist

Wenn wir z. B. Brot, Fleisch oder Gemüse essen, sind diese Nahrungsmittel naturgemäß noch nicht in einem Zustand, der dem Körper erlaubt, sie sofort zu verwerten. Unsere Nahrung muss zunächst in kleinere Moleküle umgewandelt werden, bevor sie ins Blut aufgenommen und zu den Zellen im ganzen Körper transportiert werden kann. Beim Verdauungsvorgang wird die Nahrung in ihre kleinsten Bestandteile zerlegt, so dass sie vom Körper zum Aufbau der Zellen und zur Energieversorgung genutzt werden kann.

Die besten Mittel, um Ihre Verdauung in Ordnung zu halten, sind:

- Immer für ausreichende Bewegung sorgen
- Viel Flüssigkeit, vor allem Wasser, trinken
- Ballaststoffreich essen
- Die Mahlzeiten nicht unter Zeitdruck oder beim Fernsehen einnehmen

So wird die Nahrung verdaut

Das Verdauungssystem hat die Aufgabe, die Nahrung zu zerkleinern und durchzumischen sowie deren Transport durch den Verdauungstrakt und die chemische Aufschlüsselung in kleine Moleküle zu gewährleisten. Die Verdauung beginnt im Mund, wo die Nahrung zerkaut und bereits chemisch vorbereitet wird. Die Nahrungsaufnahme in den Blutkreislauf geschieht im Dünndarm. Die chemischen Prozesse der Verdauung sind je nach Nahrung unterschiedlich.

Der Nahrungstransport

Die Hohlorgane des Verdauungstraktes enthalten eine Muskelschicht, die sie beweglich macht. Die rhythmische Bewegung der Organwände kann die Nahrung sowohl vorwärtsdrängen als auch durchmischen. Die typische Bewegung von Speiseröhre, Magen und Darm nennt man Peristaltik. Diese Peristaltik muss man sich wie eine Wellenbewegung vorstellen: Der Muskel schnürt sich ringförmig zusammen, und dadurch wird die Nahrung vorwärtsgetrieben.

Die meisten Erkrankungen im Magen-Darm-Trakt werden heute nicht mehr mit strengen Diätplänen bekämpft, denn diese bergen oft die Gefahr einer Mangelversorgung in sich. Essen Sie, was Ihnen gut tut und schmeckt. Achten Sie dabei aber auf eine leichte und bekömmliche Kost.

Der Weg vom Mund zum Darm

Die erste Muskelbewegung entsteht beim Schlucken von Flüssigkeiten oder festen Nahrungsbestandteilen. Der Beginn des Schluckaktes ist dem Willen unterworfen; der nachfolgende Transport läuft dann automatisch ab und kann nicht mehr beeinflusst werden. Die geschluckte Nahrung wird zunächst in die Speiseröhre befördert, die den Mund mit dem Magen verbindet. In der Verbindung zwischen Magen und Speiseröhre liegt ein ringförmiger Schließmuskel, der normalerweise verschlossen ist. Sobald jedoch die Nahrung dort ankommt, entspannt sich der Ringmuskel und lässt sie passieren. Dann gelangt die Nahrung in den Magen, der drei mechanische Funktionen hat.

- Erstens muss der Magen Nahrung und Flüssigkeiten eine gewisse Zeit aufbewahren. Das geschieht dadurch, dass sich die Muskulatur im oberen Bereich des Magens entspannt und so ein größeres Volumen aufgenommen werden kann.
- Zweitens muss der Magen die aufgenommene Nahrung mit den von ihm produzierten Verdauungssäften durchmischen; dies geschieht im unteren Bereich des Magens.
- Drittens muss diese durchmischte Nahrung in kleineren Portionen an den Dünndarm weitergegeben werden.

Verschiedene Faktoren beeinflussen die Magenentleerung: z.B. die Zusammensetzung der Nahrung, vor allem der Fett- und Eiweißgehalt, sowie das Ausmaß der Muskelarbeit beim Hinaustreiben der Nahrung und die Rückmeldung aus dem Dünndarm.

Die Schleimhaut des Dünndarms ist zur Oberflächenvergrößerung in viele zungenförmige Zotten aufgefaltet. So kann eine bedeutend größere Menge an Nahrungsstoffen resorbiert werden als dies bei einer glatten Fläche möglich wäre.

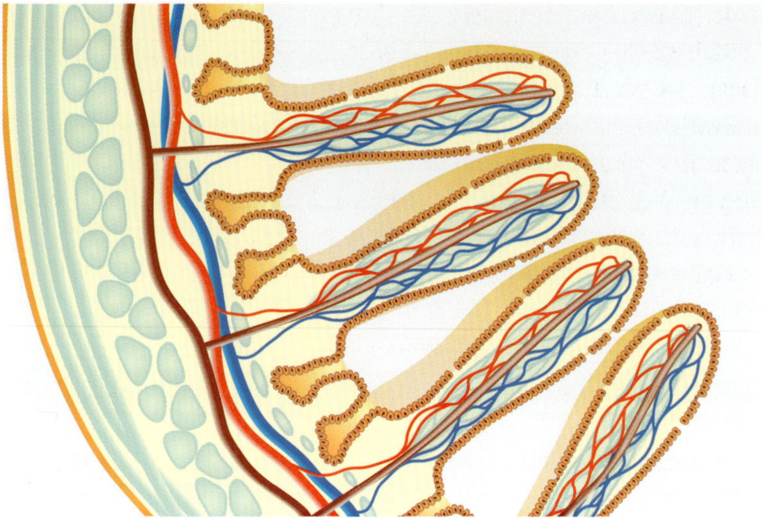

Im ersten Teil des Dünndarms, dem so genannten Zwölffingerdarm, wird die Nahrung mit den Sekreten aus Leber (Gallensaft) und Bauchspeicheldrüse sowie den Enzymen des Dünndarms vermischt und weitertransportiert. Letztendlich werden alle verdaulichen Nahrungsbestandteile durch die Dünndarmwand ins Blut aufgenommen. Von dort gelangen sie zunächst zur weiteren Verarbeitung und Entgiftung in die Leber. Die Dünndarmschleimhaut ist für die Aufnahme fast aller Nahrungsbestandteile und für einen täglichen Flüssigkeitsaustausch von etwa acht Litern zuständig. Die unverdaulichen Abfallprodukte, z.B. Ballaststoffe und abgeschilferte Schleimhautzellen, werden in den Dickdarm weiterbefördert, wo sie etwa ein bis zwei Tage verbleiben. Während dieser Zeit werden ca. 90 Prozent der Flüssigkeit entzogen.

Leichte Darmbeschwerden wie Blähungen, aber auch lebensbedrohliche Krankheiten wie Krebs nehmen in den industrialisierten Staaten dramatisch zu. Darmkrebs steht bei den Krebsleiden von Männern und Frauen inzwischen an zweiter Stelle.

Die Aufgaben der Verdauungsdrüsen

Die Verdauungsdrüsen produzieren sowohl die zur chemischen Aufschlüsselung notwendigen Enzyme als auch Hormone, die den Verdauungsprozess steuern. Zunächst sind es die Speicheldrüsen im Mund, die ein Enzym produzieren, das Stärke in der Nahrung aufschlüsselt. Außerdem macht das Sekret die Nahrung gleitfähiger.

In der Speiseröhre befinden sich Schleimdrüsen, die ebenfalls die Gleitfähigkeit verbessern. Die nächsten Verdauungsdrüsen sind im Magen, sie produzieren Salzsäure und ein Enzym zur Eiweißspaltung. Im Zwölffingerdarm werden der Nahrung die Sekrete von Leber und Bauchspeicheldrüse beigemischt.
Die von der Leber produzierte Galle wird in der Gallenblase gespeichert. Sobald die Nahrung in den Zwölffingerdarm gelangt, zieht sich die Gallenblase zusammen und entleert sich über den Gallengang in den Dünndarm. Die Galle löst das Fett der Nahrung in seine wasserlöslichen Bestandteile auf; diese werden dann von Sekreten der Bauchspeicheldrüse weiter verdaut und über die Dünndarmwand in den Blutkreislauf aufgenommen. Die übrigen Enzyme der Bauchspeicheldrüse, deren Ausführungsgang zusammen mit dem Gallengang im Zwölffingerdarm endet, sind für die Verdauung von Kohlenhydraten und Eiweiß zuständig.

Durch Schutzmechanismen der Magenschleimhaut wird verhindert, dass die Magenwand durch die aggressive Salzsäure angedaut wird.

So gelangen die Nährstoffe in den Blutkreislauf

Die in Moleküle aufgeschlüsselte Nahrung, wie auch Wasser und Mineralien, gelangen durch die Dünndarmwand in den Blutkreislauf. Diesen Vorgang nennt man Absorption. Die Oberfläche der Dünndarmschleimhaut ist in fingerartige Zotten aufgefältet, wobei diese wiederum mit mikroskopisch kleinen Zotten übersät sind. Über den Blutkreislauf gelangen die Nahrungsmoleküle in verschiedene Organe und werden dort entweder gespeichert oder weiter chemisch verarbeitet. Je nach Nahrungsbestandteil sind diese Vorgänge unterschiedlich.

Würde man die Dünndarmschleimhaut auseinander ziehen und glatt bügeln, ergäbe sich eine Fläche von der Größe eines Tennisplatzes. Die Dünndarmschleimhaut ist somit die größte Kontaktfläche des Körpers zur »Außenwelt«. Dies erklärt ihre wichtige Rolle im Immunsystem.

Kohlenhydrate

Kohlenhydrate sind vorwiegend in Brot, Nudeln, Kartoffeln, Süßigkeiten, Reis, Gemüse und Früchten enthalten. Viele dieser Nahrungsmittel enthalten sowohl Stärke, die verdaut werden kann, als auch unverdauliche Ballaststoffe. Stärke wird in zwei Schritten verdaut: zunächst durch Enzyme der Mund- und Bauchspeicheldrüse in Maltose (Malzzucker), dann durch Maltase (Enzym in der Dünndarmwand) in Glukose; diese kann dann in den Blutkreislauf aufgenommen werden, wo sie zur Leber gelangt und dort gespeichert oder zur Energiegewinnung genutzt wird. Zucker wird durch Enzyme der Dünndarmwand in Glukose und Fruktose getrennt. Milch enthält wieder eine andere Zuckerart, die durch das in der Dünndarmwand vorkommende Enzym Laktase in seine resorbierbaren Moleküle aufgespalten wird.

Die Verdauung von Zuckern und Eiweißen stellt so manchen Körper vor größere Probleme: Das Klebereiweiß Gluten, Bestandteil einiger Getreidesorten, führt bei bestimmten Personen zu einer Erkrankung namens Zöliakie bzw. Sprue, der Milchzucker Laktose zur so genannten Laktoseintoleranz (siehe dazu auch Seite 62 und Seite 60).

Eiweiße

Fleisch, Eier oder Bohnen enthalten große Eiweißmoleküle, die in kleine Bestandteile zerlegt werden müssen, bevor sie in den Körper aufgenommen und dort vor allem für den Muskel- und Gewebsaufbau verwendet werden. Ein im Magen produziertes Enzym (Pepsin) beginnt mit der Eiweißverdauung, die dann durch Enzyme der Bauchspeicheldrüse und Dünndarmwand fortgeführt wird, bis die Eiweißmoleküle in Aminosäuren zerlegt worden sind. Diese werden in den Blutkreislauf aufgenommen und im Körper verteilt.

Fette

Fettmoleküle sind die Hauptenergiequelle für den Körper. Der erste Schritt zur Fettverdauung ist die Auflösung mittels Gallensäuren in wasserlösliche Bestandteile. Diese werden durch weitere Enzyme in Fettsäuren und Cholesterin umgewandelt. Die Gallensäuren verbinden sich mit Fettsäuren und Cholesterin, damit sie in die Zellen der Dünndarmschleimhaut aufgenommen werden können. In diesen Zellen werden sie erneut in große Moleküle umgewandelt, von denen viele in die Lymphgefäße und von dort über einen Verbindungsgang in die Venen des Brustraumes gelangen. Der Blutkreislauf bringt die Fettmoleküle in die Fettdepots des Körpers, wo sie gespeichert werden.

Vitamine

Ein lebenswichtiger Bestandteil der Nahrung sind die Vitamine. Sie werden über die Dünndarmwand in den Blutkreislauf aufgenommen. Es gibt fettlösliche (Vitamin A, D, E, K) und wasserlösliche (Vitamin C, alle B-Vitamine). Im Körper werden Vitamine als Katalysatoren von Stoffwechselprozessen gebraucht. Sie können freien, zellschädigenden Sauerstoff binden und beugen dadurch Krebserkrankungen vor.

Wasser und Mineralien

Den größten Anteil an dem aus dem Dünndarm aufgenommenen Nahrungsbrei hat das Wasser. In ihm sind Salze und Mineralien gelöst, es kommt aus Speisen und Getränken sowie aus den Verdauungssäften. Innnerhalb von 24 Stunden werden etwa zwei bis drei Liter Wasser aufgenommen, in dem etwa 20 bis 30 Milligramm Salze gelöst sind.

Die Kontrolle des Verdauungsvorgangs

▶ Durch Hormone

Das Erstaunliche des Verdauungssystems besteht darin, dass es seine eigenen Regulationsmechanismen besitzt. Die wichtigsten Hormone, die seine Funktion kontrollieren, werden in Zellen der Magenschleimhaut und des Dünndarms produziert. Diese Hormone werden in den Blutkreislauf des Verdauungssystems ausgeschüttet, gelangen von dort über das Herz in die Arterien und von hier wieder zum Verdauungssystem. Dort stimulieren sie die Verdauungsdrüsen und beeinflussen die Peristaltik (Muskelbewegungen).

▶ Durch Nerven

Es gibt zwei Nervensysteme, die die Bewegungen des Verdauungstrakts kontrollieren: Die Nerven des extrinsischen Systems gehören zum Rückenmark und zu Regionen des Gehirns, die dem Bewusstsein nicht zugänglich sind. Diese Nerven bewirken gemeinsam mit dem Überträgerstoff Azetylcholin zum einen, dass sich die Muskeln des Verdauungssystems stärker zusammenziehen und damit den Nahrungstransport beschleunigen, zum anderen, dass Magen und Bauchspeicheldrüse mehr Verdauungssäfte produzieren. Mit dem Überträgerstoff Adrenalin sind sie verantwortlich für eine Erschlaffung der Muskeln des Magen-Darm-Trakts und eine Abnahme des Blutflusses. Fast noch wichtiger sind die Nerven des intrinsischen Systems, die in den Wänden von Speiseröhre, Magen und Darm ein dichtes Geflecht bilden. Sie reagieren, wenn die Wände der Hohlorgane durch Nahrung gedehnt werden. Diese Nerven bilden viele verschiedene chemische Substanzen, die die Fortbewegung der Nahrung und die Produktion von Verdauungssäften entweder beschleunigen oder verlangsamen.

Vitamine der B-Gruppe sind besonders wichtig für den Stoffwechsel, das Funktionieren des Nervensystems und die Bildung roter Blutkörperchen. Sie kommen in Vollkornprodukten wie Vollweizenbrot und -nudeln vor. Weitere Vitamin-B-Lieferanten sind Nüsse, Kartoffeln, verschiedene Gemüse, frische und getrocknete Früchte.

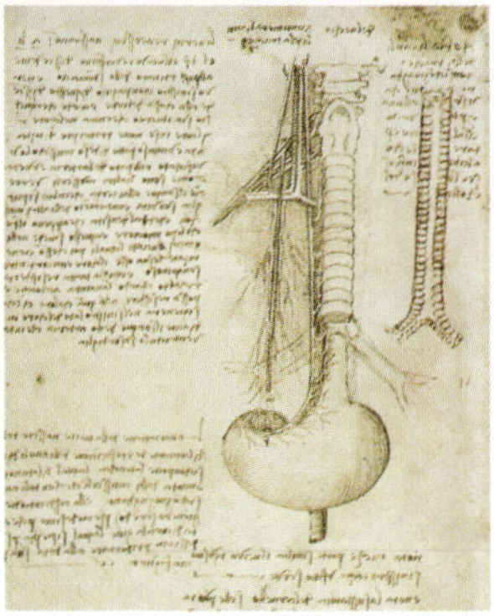

Bereits Leonardo da Vinci (1452–1519) befasste sich intensiv mit der Anatomie der Speiseröhre.

Die Peristaltik der Speiseröhre ist derart effektiv, dass man sogar während eines Kopfstandes Flüssigkeit trinken kann, ohne dass diese wieder zum Mund zurückläuft.

Die Speiseröhre

Aufbau und Funktion

Die Speiseröhre ist ein etwa 20 bis 30 Zentimeter langer Muskelschlauch, der, hinter der Luftröhre liegend, den Mund mit dem Magen verbindet. Die Speiseröhre beginnt mit einer Art Schließmuskel: dem einzigen Teil der Speiseröhre, den man bewusst beim Schluckakt bewegen kann. Die ganze übrige Muskulatur wird vom so genannten autonomen Nervensystem beeinflusst.

Die Muskulatur der Speiseröhre sorgt dafür, dass Flüssigkeiten und feste Nahrungsbestandteile in den Magen befördert werden. Die Nahrung wird durch ein geschicktes Zusammenspiel der äußeren Längsmuskeln und der inneren Ringmuskeln weitergeschoben. Am unteren Ende der Speiseröhre schließt sich ein weiterer Ringmuskel sofort, nachdem die Nahrung den Magen erreicht hat. So wird ein Zurückfließen des Mageninhalts verhindert.

Verbindung zwischen Brust- und Bauchraum

Innen ist die Speiseröhre mit einer Schleimhaut, dem so genannten Plattenepithel ausgekleidet. Hier sind Schleimdrüsen eingebettet, die dafür sorgen, dass die Nahrung besser rutscht. Die Speiseröhre ist zugleich Verbindung zwischen Brust- und Bauchraum. Durch eine Muskelplatte, dem Zwerchfell, sind diese beiden Körperhöhlen voneinander getrennt. Die Speiseröhre verläuft also durch eine Lücke des Zwerchfells. Dieses Loch liegt normalerweise genau im Bereich des unteren Ringmuskels, dem Verschluss zwischen Speiseröhre und Magen. Vorwiegend bei älteren Menschen kann die Zwerchfelllücke, genannt Hiatus, zu groß werden. Dann besteht die Gefahr, dass Teile des Magens nach oben in den Brustraum gleiten; dies nennt man Hiatushernie oder Zwerchfellbruch.

Beschwerden durch die Speiseröhre

Muskelverkrampfungen können heftige Schmerzen hinter dem Brustbein auslösen, die sogar einen Herzinfarkt vortäuschen können. Das häufigste Symptom einer Speiseröhrenerkrankung ist jedoch Sodbrennen, das beim Reflux entsteht, dem Zurückfließen von saurem Mageninhalt in die Speiseröhre. Ein Schluckauf oder ein vermehrter Speichelfluss kann auf eine Engstellung oder andere schwere Erkrankungen der Speiseröhre hinweisen. Kommt es zu Erbrechen von meist hellem Blut, ist eine sofortige Diagnostik angezeigt. Die Ursache kann eine lebensgefährliche Blutung aus Krampfadern der Speiseröhre sein, die sich infolge einer Lebererkrankung dort bilden können.
Ein Druck- oder Fremdkörpergefühl im Hals, das so genannte Globusgefühl, kommt bei der Hälfte aller Menschen irgendwann einmal vor. Dieses Gefühl ist meist verbunden mit emotionaler Erregung wie Angst, Trauer oder Freude. Typisch für das Globusgefühl: Es bessert sich meist beim Schlucken von Nahrung. Dies unterscheidet es von organischen Erkrankungen. Ursache ist wohl eine erhöhte Empfindlichkeit oder funktionelle Störung des oberen Speiseröhrenschließmuskels.

Sodbrennen entsteht dadurch, dass saurer Magensaft in die Speiseröhre zurückfließt und dort zu entzündlichen Veränderungen der Schleimhaut führen kann. Häufig besteht eine Schwäche des Schließmuskels zwischen Magen und Speiseröhre, oder die zurückgeflossene Säure wird wegen einer gestörten Entleerungsfunktion der unteren Speiseröhrenmuskulatur nicht schnell genug entfernt. Auch eine verzögerte Magenentleerung kann bewirken, dass sich der saure Magensaft bis zur Speiseröhre zurückstaut.

Das können Sie selbst tun

Natürlich hat nicht jeder mit Schluckbeschwerden oder Sodbrennen gleich eine ernsthafte Erkrankung. Meist wurden die Beschwerden durch unvernünftige Lebensweise oder ungesunde Ernährung ausgelöst. Wer hat nicht schon bemerkt, dass er beim zu schnellen Schlucken vor allem von kalten oder sehr heißen Speisen einen Schmerz hinter dem Brustbein verspürt. Ursache ist eine zu starke und plötzliche Dehnung der Speiseröhrenmuskulatur, die mit einer Verkrampfung reagiert. Oberstes Gebot zur Vermeidung solcher Beschwerden ist bewusstes Kauen der Speisen; der Empfindliche sollte zu kalte oder heiße Getränke meiden.
Jeder dritte gesunde Mensch klagt einmal im Monat über Sodbrennen. Da dies ein häufiges Symptom ist, hier einige Verhaltensmaßregeln.

Allgemeine Maßnahmen gegen die Refluxkrankheit

Viele Patienten mit Wirbelsäulenproblemen müssen flach schlafen. Dann ist es oft unumgänglich, dass das ganze Bett angehoben wird, z. B. indem Sie zwei Ziegelsteine unter das Kopfende setzen. Jetzt liegt die Speiseröhre oberhalb des Magens, man selbst schläft aber trotzdem flach. Ein Nachteil kann sein, dass man nach unten rutscht und sich morgens am Fußende wiederfindet. Dann sollte man den Neigungswinkel des Bettes variieren.

- Da allein schon durch die Schwerkraft saurer Magensaft in die Speiseröhre zurückfließen kann, sollte zur Vorbeugung immer eine Lage eingenommen werden, bei der die Speiseröhre oberhalb des Magens liegt. Falls man vor allem an nächtlichem Sodbrennen leidet, sollte der Oberkörper um etwa 30 Prozent erhöht ruhen. Es reicht nicht aus, den Kopf nur auf ein großes Kissen zu legen. Dies hat einen eher nachteiligen Effekt, da der Druck auf den Magen erhöht wird. Es ist wirksamer, wenn mindestens ein Drittel des oberen Bettanteils angehoben wird.
- In Linksseitenlage liegt die große Magenkurvatur unterhalb der Speiseröhre; dort sammelt sich die nachts produzierte Magensäure an und kann folglich nicht in die Speiseröhre zurückfließen. Es ist allerdings klar, dass man nicht die ganze Nacht auf einer Seite liegt, die Schlafposition wird ständig gewechselt. Man sollte sich angewöhnen, zumindest in Linksseitenlage einzuschlafen.
- Durch Vornüberbeugen wird der Magen zusammengepresst. Das erhöht den Mageninnendruck, ein Zurückfließen von Magensaft kann die Folge sein. Bückt man sich so weit, dass die Speiseröhre unterhalb des Magens liegt, können Säure und Mageninhalt sogar bis in den Mund zurückgelangen. Wenn Sie etwas vom Boden aufheben wollen, versuchen Sie, in die Knie zu gehen und den Oberkörper aufrecht zu halten. Dies ist übrigens auch besser für die Wirbelsäule.
- Fett lähmt den Magen. Es ist nachgewiesen, dass ein hoher Fettanteil die Magenperistaltik und die Magenentleerung deutlich verzögert, außerdem kann er den unteren Speiseröhrenschließmuskel schwächen. Achten Sie besonders auf die versteckten Fette, insbesondere in Süßigkeiten. Vor allem die wunderbar verpackten und handlichen Schokoladenriegel, die man zwischendurch schnell essen kann, haben einen sehr hohen Fettanteil.

Bevorzugen Sie eiweißreiche Mahlzeiten! Es ist nachgewiesen, dass ein hoher Eiweißanteil in der Nahrung zu einer Stärkung des unteren Speiseröhrenschließmuskels führt.

- Nehmen Sie Ihre Abendmahlzeit nicht später als zwei bis drei Stunden vor dem Zubettgehen ein. Jede Nahrungsaufnahme führt zu einer Ausschüttung von Verdauungssäften. Dieses Gemisch aus Nahrung und Verdauungssäften bleibt bis zu drei Stunden im Magen und kann bei flacher Lage Sodbrennen auslösen.

▶ Sie werden sagen, die Ärzte verbieten alles, was Spaß macht. In diesem Fall ist der schädliche Effekt von Nikotin und Alkohol eindeutig nachgewiesen. Beide bewirken eine Schwächung des unteren Speiseröhrenmuskels, und sie fördern im Magen die Produktion von Salzsäure.

▶ Übergewicht kann Sodbrennen verursachen, da es durch einen erhöhten Druck im Bauchraum zu einem verstärkten Zurückpressen von Magensaft in die Speiseröhre kommen kann. Viele Menschen sind nach einer Gewichtsabnahme von ihren Refluxsymptomen befreit.

▶ Es ist nachgewiesen, dass durch starkes Pressen beim Stuhlgang der Druck im Bauchraum um bis zu 200 Millimeter auf der Quecksilbersäule ansteigen kann. Dies genügt bereits, um Magensäure in die Speiseröhre zurückzupressen. Es kann sogar dazu führen, dass ein Magenanteil durch das Zwerchfell in den Brustraum gedrückt wird.

▶ Ein eventuell erhöhter Druck im Bauchraum kann nur nach oben oder unten ausweichen. Tragen Sie daher lockere, bequeme Kleidung.

▶ Hektisches Leben und negativer Stress beeinflussen alle Magen-Darm-Funktionen negativ und bewirken eine Überproduktion von Magensäure. Sodbrennen sollte als ein Appell des Körpers gesehen werden, die Ernährungsgewohnheiten und Lebensumstände zu überdenken.

▶ Pfefferminze, Alkohol und Koffein schwächen den unteren Speiseröhrenschließmuskel, starke Alkoholika und Kaffee reizen die bereits entzündete Schleimhaut. Süßigkeiten, besonders Schokolade, enthalten Koffein und haben einen hohen Fettgehalt, der die Magenentleerung verzögert. Zitrusfrüchte und deren Säfte, Tomatensaft, Alkohol und Kaffee bewirken eine zusätzliche Übersäuerung des Magens.

▶ Sprechen Sie mit Ihrem Arzt, falls Sie bestimmte Medikamente nicht vertragen. Einige Arzneimittel können durch eine Schwächung des unteren Speiseröhrenschließmuskels Sodbrennen auslösen. Dazu zählen u.a. Mittel gegen Herzbeschwerden (Nitratpräparate, Kalziumblocker), gegen Asthma (Theophyllinpräparate) und so genannte Anticholinergika (vor allem in Psychopharmaka und Parkinson-Mitteln). Auch einige progesteronhaltige Antibabypillen und Azetylsalizylsäure (Aspirin) können Sodbrennen auslösen.

Meiden Sie hastiges Essen größerer Portionen. Bei mehreren kleinen, über den Tag verteilten Mahlzeiten ist das Verhältnis zwischen der angebotenen Nahrung, die meist Magensäure bindet, und der produzierten Magensäure ausgewogen.

Durch eine regelmäßige Flüssigkeitszufuhr zwischen den Mahlzeiten wird eventuell in die Speiseröhre zurückgeflossene Säure wieder in den Magen gespült – ein so genannter wash-out. Mineralwasser sollte deshalb bevorzugt werden, da es meist alkalisierend wirkt, also etwas Magensäure bindet.

Wenn Sie Anhänger der Naturmedizin sind, können Sie es z. B. mit Ingwer- oder Fencheltee versuchen. Der Tee sollte jeweils zwischen den Mahlzeiten schluckweise und nicht zu heiß getrunken werden. Dies führt u. a. zu dem bereits erwähnten wash-out von Säure; diesen Effekt können Sie jedoch auch mit Mineralwasser erzielen. Außerdem gibt es die Möglichkeit, Heilerde nach Vorschrift einzunehmen oder sich vom Apotheker ein Basenpulver zusammenstellen zu lassen.

Die besten Hausmittel und Medikamente

Hier sollen ausschließlich Naturheilmittel und Medikamente erwähnt werden, die man ohne Rezept in Apotheke, Reformhaus oder Drogerie erhält. Es sollte Ihnen dabei aber immer bewusst sein, dass man sich Gesundheit nicht in der Apotheke kaufen kann. Vor allem bei Magen-Darm-Krankheiten ist die eigene Mitarbeit ein wesentlicher Bestandteil des Heilerfolgs.

Es ist durchaus nicht der Fall, dass Naturheilmittel immer harmlos und Medikamente immer mit Nebenwirkungen behaftet sind. Es gibt Pflanzengifte, die tödlich wirken können, andererseits sind die meisten Medikamente nur chemisch reine Formen pflanzlicher Wirkstoffe. Homöopathische Mittel sollen hier nicht erwähnt werden, da sie meines Erachtens nicht einfach ohne Beratung in der Apotheke gekauft werden sollten. Zu einer homöopathischen Therapie gehört ein ausführliches Vorgespräch mit einem ausgebildeten Homöopathen.

Natürliche Gegner der Säure

Praktisch in der Darreichungsform sind die so genannten Antazida (zusammengesetzt aus anti = gegen und acidus = sauer) – Säure bindende Medikamente, meist in Form von Gels oder Kautabletten. Diese Medikamente erhalten Sie auch ohne Rezept in der Apotheke. Trotzdem können sie bei zu hoch dosiertem und langem Gebrauch Nebenwirkungen, auch schwer wiegender Natur, bewirken. Aus diesem Grund sollen sie hier kurz besprochen werden. Antazida enthalten meist Kalziumkarbonat, Magnesium, Aluminium oder eine Kombination dieser Wirkstoffe. Achten Sie also auf die Inhaltsstoffe, die immer auf der Verpackung angegeben sind.

- Kalziumkarbonat ist das billigste, effektivste, dabei altbewährte Antazidum. Es kann jedoch eine Verstopfung verursachen und bei übermäßigem Gebrauch eine Hyperkalzämie (zu viel Kalzium im Blut) auslösen vor allem wenn eine Schwäche der Nierenfunktion vorliegt.
- Magnesiumhydroxid ist ein häufiger Bestandteil von Antazida; es hat eine abführende Wirkung und sollte deshalb bei Verstopfungsnei-

Heilpflanzen für die Darmbeweglichkeit

- Motilitätsregulatoren sind Medikamente, die die Beweglichkeit des Magen-Darm-Trakts beeinflussen. Sie beschleunigen die Magenentleerung und sollen die Funktion des unteren Speiseröhrenschließmuskels verbessern. Daher können auch sie bei der Behandlung von Sodbrennen versuchsweise eingesetzt werden.
- Ohne Rezept erhältlich sind einige pflanzliche Präparate, die meist Schöllkraut und Bitterstoffe enthalten.
- Präparate mit hohem Pfefferminzeanteil sollten allerdings gemieden werden.

Das Schöllkraut, auch Chelidonium, gehört in der Volksmedizin zu den erprobten Heilpflanzen bei Leber- und Gallenblasenleiden.

gung bevorzugt werden. Bei geschwächter Nierenfunktion und übermäßigem Gebrauch kann eine Hypermagnesiämie (zu viel Magnesium im Blut) und durch eine verringerte Phosphoraufnahme eine Störung des Knochenstoffwechsels mit daraus resultierender Osteoporose (Knochenerweichung) entstehen.

- Aluminiumhydroxid kann, vor allem bei älteren Menschen, eine Verstopfung verursachen, sollte also eher bei Durchfallneigung Verwendung finden. Da Aluminiumhydroxid auch Gallensäuren bindet, bevorzugt man es vor allem nach Magenoperationen, wenn Sodbrennen durch den Rückfluss von Gallensäuren verursacht werden kann.

Die neu entwickelten so genannten Schichtgitterantazida enthalten meist eine Kombination aus Magnesium und Aluminium; dadurch heben sich stopfender und abführender Effekt gegenseitig auf. Außerdem bewirkt die Schichtgitterform, dass die Wirkstoffe zu einem geringeren Anteil vom Körper aufgenommen werden.

Wann Sie unbedingt zum Arzt sollten

Natürlich muss nicht jeder gleich untersucht werden, der nach einem zu opulenten Mahl oder einem Alkoholexzess einmal Sodbrennen hat. Dies würde den Rahmen des Gesundheitssystems sprengen. Sollten jedoch trotz der erwähnten Vorbeugungsmaßnahmen und dem Einsatz von Hausmitteln die Beschwerden immer wieder auftreten oder über vier bis sechs Wochen anhalten, sollten Sie einen Arzt aufsuchen.

Wenn Sodbrennen verbunden ist mit Schluckbeschwerden oder Schmerzen hinter dem Brustbein, kann dies auf eine Engstellung der Speiseröhre oder sogar einen Speiseröhrenkrebs hinweisen.

Die beschriebenen Symptome erfordern ebenso wie Erbrechen von Blut oder ständiges Hochwürgen von unverdauten Speisen eine sofortige Diagnostik.

Wichtig ist, dass Sie dem Arzt Ihre Symptome genau schildern. Am besten, Sie machen sich kurze Notizen – auch über alle eingenommenen Medikamente –, da man in der Aufregung doch etwas vergessen kann. Dies erleichtert dem Arzt die Entscheidung über weitere Therapiemaßnahmen und gibt Aufschluss über etwaige Nebenwirkungen.

Häufige Erkrankungen der Speiseröhre

Refluxkrankheit der Speiseröhre (Refluxösophagitis)

Die typischen Symptome einer Refluxkrankheit sind Sodbrennen, saures Aufstoßen, Säureregurgitation (Zurückfließen von Mageninhalt bis in den Mund) und in ausgeprägten Fällen Schmerzen hinter dem Brustbein beim Schlucken. In einigen Fällen kann es auch zu Heiserkeit oder asthmoiden (asthmaähnlichen) Beschwerden kommen (bei Zurückfließen der Magensäure über die Speiseröhre in die Atemwege). Selten kommt es zu morgendlich blutigem Schleim im Mund oder Bluterbrechen.

Häufig wird nach einer endoskopischen Untersuchung (Spiegelung) eine Refluxkrankheit Stadium 0 beschrieben. Dabei handelt es sich definitionsgemäß um typische Symptome einer Refluxkrankheit ohne Nachweis von entzündlichen Veränderungen – Schleimhautdefekten (Verätzungen der oberen Schleimhautschicht) oder Geschwüren (Verätzungen in tieferen Schichten).

Die Refluxkrankheit der Speiseröhre wird je nach Untersuchungsbefund in vier Schweregrade unterteilt, wobei bei Stadium I und II nochmals zwischen Ia und Ib bzw. IIa und IIb unterschieden wird.

Mögliche Komplikationen

- Wird die Refluxkrankheit nicht richtig behandelt, kann das zu narbigen Schrumpfungen mit daraus folgenden Engstellungen der Speiseröhre führen; dies wiederum bewirkt Schluckbeschwerden und manchmal Erbrechen unverdauter Nahrung.
- Eine weitere Komplikation der unbehandelten Refluxkrankheit ist der so genannte Barrett-Ösophagus: Dabei handelt es sich um eine Umwandlung der Schleimhaut in der Speiseröhre. Wahrscheinlich ausgelöst durch den ständigen Säurereiz produzieren die Stammzellen unter der Schleimhaut nicht das normale Plattenepithel der Speiseröhre, sondern eine Schleimhaut, wie sie im Magen vorkommt. Aus der so

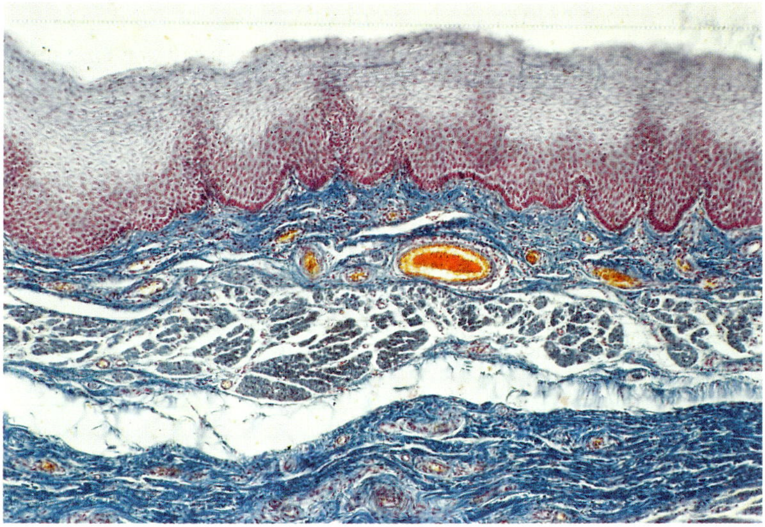

Mit bestimmten Färbemethoden lassen sich die einzelnen Bestandteile der Speiseröhre genau darstellen. Hier: Querschnitt durch Schleimhaut (violett), Muskelschichten (blau) und Gefäße (rot).

veränderten Schleimhaut müssen unbedingt Gewebeproben entnommen werden, da die Gefahr einer Krebsentstehung jetzt um das 50fache erhöht ist. Deshalb sind beim Barrett-Ösophagus endoskopische Kontrolluntersuchungen im Abstand von ein bis zwei Jahren unbedingt erforderlich. Die Beschwerden des Barrett-Ösophagus unterscheiden sich tückischerweise nicht von denen einer banalen Refluxkrankheit.

Behandlung der Refluxkrankheit

Nach obigen Ausführungen wird verständlich, dass eine adäquate Behandlung der Refluxkrankheit unbedingt erforderlich ist. Die Behandlung sollte sich nach der Ausprägung der entzündlichen Veränderungen und den geschilderten Beschwerden richten. Zusätzlich zur medikamentösen Therapie sollten selbstverständlich die bereits ausführlich beschriebenen Allgemeinmaßnahmen angewendet werden.

▶ Mittel der ersten Wahl bei der Refluxkrankheit sind heutzutage die Protonenpumpenhemmer (z.B. Antra, Agopton, Lanzor, Pantozol): Sie bewirken eine bis zu 24-stündige, fast vollständige Unterdrückung der Säureproduktion, führen am schnellsten zur Abheilung der entzündlichen Veränderungen und sorgen für eine Besserung der Beschwerden.

Bei der Refluxkrankheit kommen Medikamente zum Einsatz, die die Magensäureproduktion unterdrücken (Protonenpumpenhemmer, H2-Blocker), die die Magensäure neutralisieren (Antazida), die einen Schutzfilm auf der Speiseröhrenschleimhaut bilden (Sucralfat) oder die die Beweglichkeit der Speiseröhre und die Funktion des unteren Speiseröhrenschließmuskels verbessern (Motilitätsregulatoren).

Hilfe bei geringeren Beschwerden und für die Vorbeugung

▶ H2-Blocker (z. B. Zantic, Sostril, Nizax, Gastrax, Pepdul) haben eine nicht so ausgeprägte Wirkung und kommen bei den leichteren Formen der Refluxkrankheit oder zur Vorbeugung gegen Rezidive zum Einsatz.

▶ Antazida sind hervorragend für die Besserung der Beschwerden, können aber keine Heilung der entzündlichen Veränderungen bewirken.

▶ Motilitätsregulatoren (z. B. Paspertin, Motilium, Propulsin) sollten nur dann eingesetzt werden, wenn die bereits genannten Medikamente keine Besserung bringen oder wenn zusätzlich Aufstoßen und Übelkeit bestehen. Ihr Einsatz bei der Refluxprophylaxe wird diskutiert.

Über Wirkung, Nebenwirkungen und Dosierung der Medikamente sprechen Sie mit Ihrem Arzt. Das sollten Sie auch tun, bevor Sie ein Medikament nach dem Lesen des Beipackzettels in den Müll werfen.

Hilfe bei Engstellungen

Neben der medikamentösen Therapie können weitere eingreifende Maßnahmen notwendig werden. Bei Engstellungen infolge narbiger Schrumpfungen (peptische Stenosen) kann es zu einer Behinderung der Nahrungsaufnahme mit Erbrechen unverdauter Speisen kommen. In diesen Fällen wird eine Dehnung auf endoskopischem Weg versucht. Dabei wird zunächst ein Führungsdraht durch die Engstellung in den Magen geschoben. Über den Draht werden dann Plastikschläuche mit zunehmendem Durchmesser geschoben, um die Engstellung langsam zu erweitern. Diesen Vorgang nennt man Bougierung. Die Bougierung muss zunächst in kürzeren Zeitabständen von ein bis zwei Wochen, dann meistens alle zwei bis drei Monate wiederholt werden.

In schweren Fällen einer Refluxösophagitis, die sich trotz aller Maßnahmen nicht bessert oder bei der es zu wiederholten Engstellungen oder Blutungen kommt, kann auch heute noch eine Operation notwendig werden. Dennoch kommt es nach Operationen in 15 bis 25 Prozent zu Rückfällen und erneuten Beschwerden.

Zwerchfellbruch (Hiatushernie)

Bei zu großer Zwerchfelllücke, wohl infolge einer Gewebsschwäche, können bei erhöhtem Druck im Bauchraum die oberen Anteile des Magens in den Brustraum rutschen, genannt Zwerchfellbruch oder Hiatushernie. Ursachen eines erhöhten Drucks im Bauchraum können u.a. chronische Verstopfung mit häufigem Pressen beim Stuhlgang oder Übergewicht sein. Am häufigsten ist die axiale Hiatusgleithernie. Sie kommt bei ca. 40 Prozent der über 40-jährigen vor und macht sich in etwa 20 Prozent der Fälle mit Symptomen wie Sodbrennen oder

Oberbauchdruck bemerkbar; die übrigen Patienten bleiben beschwerdefrei. Es ist nicht gesichert, dass ein Zwerchfellbruch (Hiatushernie) Ursache für die Refluxkrankheit ist. Denn beide Erkrankungen sind sehr häufig, können also zufällig gemeinsam vorhanden sein. Eine Therapie der axialen Hiatusgleithernie ist bei Beschwerdefreiheit nicht erforderlich. Bei gleichzeitigen Refluxbeschwerden sollten die beschriebenen Allgemeinmaßnahmen und eventuell Medikamente wie bei der Refluxkrankheit Anwendung finden.

Ganz selten ist die so genannte paraösophageale Hernie, die Oberbauchdruck und Schluckbeschwerden auslösen kann. Sie neigt eher zu Einklemmung und Blutung; dann ist eine Operation angezeigt.

Divertikel der Speiseröhre (Ösophagusdivertikel)

Ösophagusdivertikel sind Ausstülpungen der Speiseröhrenwand. Sie entstehen vor allem knapp oberhalb des oberen Speiseröhrenschließmuskels (Zenkersches Divertikel), in der mittleren Speiseröhre (Traktionsdivertikel) und oberhalb des Zwerchfells (epiphrenisches Divertikel). In diesen Ausstülpungen können sich Speisereste ansammeln. Die Symptome sind Zurückfließen unverdauter Speisen in den Mund, besonders nachts (verschmutztes Kopfkissen!), Mundgeruch, selten Schluckbeschwerden, diese vor allem beim Zenkerschen Divertikel.

Sollten bei Divertikeln der Speiseröhre trotz kleiner, gut gekauter Nahrungsanteile und ausreichender Flüssigkeitszufuhr weiterhin Beschwerden bestehen, ist eine Operation angezeigt.

Speiseröhrenkrebs

Der Speiseröhrenkrebs ist die dritthäufigste Krebsform im Magen-Darm-Trakt. Risikofaktoren für die Entstehung eines Speiseröhrenkrebses sind häufiger Genuss hochprozentiger Alkoholika, Zigarettenrauchen, zu heiße Getränke, zu stark gewürzte Speisen und ein Barrett-Ösophagus nach lange unbehandelter Refluxkrankheit. Beschwerden treten oft erst in späten Stadien auf: meist zunehmende Schluckbehinderung, zunächst für feste, dann für flüssige Speisen. Die Diagnose erfolgt meist endoskopisch mit Gewebeentnahme zur mikroskopischen Untersuchung. Oft müssen noch eine Röntgenuntersuchung oder Endosonographie (Ultraschall) zur Beurteilung der Ausdehnung durchgeführt werden. Eine vollständige Heilungschance besteht nur bei der kompletten Entfernung des Tumors. In fortgeschrittenen Stadien kann eine Bestrahlung oder Lasertherapie versucht werden.

Funktionsstörungen der Speiseröhre

Die Therapie der Wahl bei einer Achalasie besteht in einer so genannten Ballondilatation. Dabei wird im Bereich des unteren Speiseröhrenschließmuskels ein Gummiballon vorsichtig aufgeblasen, bis es zu einer Schluckerleichterung kommt.

▶ Ursache der so genannten Achalasie ist eine Zerstörung der Nervengeflechte im Bereich des unteren Speiseröhrenschließmuskels. Dies führt zu einer fehlenden Erschlaffung beim Schluckakt. Die Folge ist ein Aufstau von Nahrung: Die Speiseröhre kann sich extrem erweitern. Das macht sich vor allem durch Schluckbeschwerden beim Essen und Trinken unangenehm bemerkbar. Das Risiko der Entwicklung eines Speiseröhrenkrebses ist bei der Achalasie um das Zehnfache erhöht.

▶ Ursache der Ösophagusspasmen und des Nussknackerösophagus sind wiederholte, übersteigerte Verkrampfungen der Speiseröhrenmuskulatur. Dies kann zu Beschwerden führen, die eine Angina pectoris oder sogar einen Herzinfarkt vortäuschen. Erst nach Ausschluss einer Herzerkrankung wird oft der Verdacht auf eine Speiseröhren verkrampfung gelenkt, und es werden die entsprechenden Untersuchungen eingeleitet. Zur Therapie können muskelerschlaffende Medikamente ausprobiert werden (z.B. Nitropräparate, Kalziumblocker), die auch bei der Angina pectoris Verwendung finden. Manchmal hilft auch eine Dehnungsbehandlung mit dem Ballon.

Bei systemischen Bindegewebserkrankungen (z. B. Sklerodermie) kann die Funktion der Speiseröhrenmuskulatur behindert werden; dies führt meist zur Ausbildung einer Refluxkrankheit. Da eine Therapie der Funktionsstörung nicht möglich ist, steht die Behandlung der Refluxkrankheit im Vordergrund.

Infektionen der Speiseröhre

Infektionen der Speiseröhre treten in der Regel nur bei einer Schwäche des Immunsystems und schweren Begleiterkrankungen auf. Leitsymptome von Speiseröhreninfektionen sind Schmerzen beim Schlucken, Schluckbeschwerden, Schmerzen hinter dem Brustbein und bei schwerem Befall auch Fieber und Übelkeit. Candida albicans ist der häufigste Erreger einer Speiseröhrenentzündung. Dieser in der gesunden Darmflora vorkommende Pilz kann sich bei Abwehrschwäche in der Speiseröhre festsetzen und führt dort zu weißlichen Belägen und Membranen. Im gesamten übrigen Magen-Darm-Trakt kann nur in sehr seltenen Ausnahmefällen ein Pilzbefall der Schleimhaut nachgewiesen werden. Die Therapie der Soorösophagitis (Pilzbefall der Schleimhaut) erfolgt mit Antimykotika (Antipilzmittel) – meist in flüssiger Form zwischen den Mahlzeiten einzunehmen. Seltene Erreger einer Speiseröhreninfektion sind Herpes- oder Zytomegalieviren. Endoskopisch sieht man Bläschen oder kleine Geschwüre. Behandelt wird mit antiviralen Medikamenten (z.B. Aciclovir).

Krampfadern der Speiseröhre (Ösophagusvarizen)

Ursache der Ösophagusvarizen sind schwere Lebererkrankungen, meist infolge eines chronischen Alkoholismus. Die Venen der Speiseröhre stauen sich vor der Leber auf und erweitern sich immer mehr. Diese Krampfadern können platzen; es folgt dann eine massive Blutung, die bei 30 bis 40 Prozent der Patienten zum Tod führen kann. Deshalb ist bei jedem Bluterbrechen eine sofortige endoskopische Untersuchung zu veranlassen! Denn nur im Rahmen einer Endoskopie kann eine Blutungsstillung mit Hilfe verschiedener Verfahren durchgeführt werden. Geschieht das rechtzeitig, wird die Gefahr des Verblutens deutlich verringert.

Speiseröhrenverätzung

- Das Verschlucken von Säuren oder Laugen (vor allem in Putzmitteln), bei Kindern meist versehentlich, bei Erwachsenen oft in selbstmörderischer Absicht, kann zu schweren Verätzungen mit Geschwürbildung und sogar Einriss der Speiseröhre führen. Symptome sind stärkste Schmerzen hinter dem Brustbein und Schock mit Kreislaufversagen. Nachtrinken von Wasser oder Milch hilft nur unmittelbar danach. Bei bereits bestehender Schocksymptomatik sollte dies aber unterlassen werden!
- Bei zu geringer Flüssigkeitszufuhr nach Medikamenteneinnahme können diese in der Speiseröhre hängenbleiben und dort Geschwüre verursachen. In dieser Hinsicht besonders gefährliche Medikamente sind Antibiotika, vor allem Tetrazykline, Eisenpräparate, Kaliumchloridkapseln und sogar Vitamin-C-Präparate. Hauptsymptom ist ein Schmerz hinter dem Brustbein, der oft erst nach Wochen auftreten kann. Die Behandlung erfolgt mit Medikamenten, wie sie bei der Refluxkrankheit Verwendung finden.

Mallory-Weiss-Syndrom: Nach heftigem Würgen oder häufigem Erbrechen (nach exzessivem Alkoholgenuss) kann es zu länglichen Schleimhauteinrissen im Bereich des unteren Speiseröhrenschließmuskels kommen. Die Folge ist Erbrechen von Blut. In über 90 Prozent der Fälle stoppt die Blutung von allein, sonst muss eine Blutstillung durch ein Endoskop vorgenommen werden.

Bei Verätzung mit Säure oder Lauge dürfen Sie auf keinen Fall Erbrechen auslösen! Alarmieren Sie sofort den Notarzt, und informieren Sie ihn – soweit möglich – über die Vergiftungserscheinungen und die verursachende Substanz.

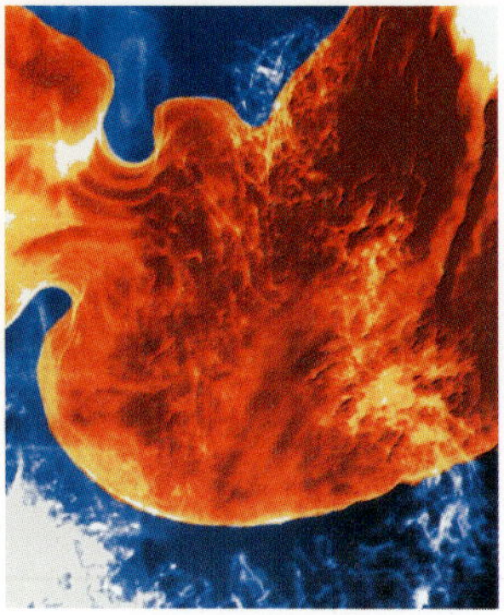

Magen und Übergang in den Zwölffingerdarm in einer farbcodierten Röntgenaufnahme.

Magen und Zwölffingerdarm

Aufbau und Funktion

Der Magen hat als Nahrungsspeicher ein Fassungsvermögen von etwa 1,5 bis 2 Litern; er sorgt dafür, dass die Nahrung mit Verdauungssäften durchmischt, zerkleinert und in wohl dosierten Portionen an den Zwölffingerdarm abgegeben wird. Der Magen besteht aus Mageneingang (Cardia), Magenkörper (Corpus) und Magenausgang (Antrum), an den sich der Magenpförtner (Pylorus) anschließt. Durch den Kontraktionszustand der Muskulatur bildet sich die äußere Form.
An den Magen schließt sich der etwa 30 Zentimeter lange, hufeisenförmige Zwölffingerdarm an, der am Beginn ballonförmig aufgetrieben ist. In diesem Anfangsteil, dem Bulbus, ist die Schleimhaut glatt; hier entstehen die Zwölffingerdarmgeschwüre. Der folgende Teil wird funktionell eher dem übrigen Dünndarm zugeordnet – hier ist die Schleimhaut in Falten gelegt. Gallen- und Bauchspeicheldrüsengang münden in den mittleren Bereich des Zwölffingerdarms.

Je nach Form des Magens wird er als Langmagen, Stierhornmagen oder Angelhakenmagen bezeichnet. Die Magenform hat jedoch keinen Einfluss auf die Funktion und steht auch in keinem Zusammenhang mit irgendwelchen Magenbeschwerden.

Aufgaben von Magen und Zwölffingerdarm

Der Magenkörper übernimmt vor allem die Speicherfunktion. Damit er sein Volumen stark vergrößern kann, ist hier in ungefülltem Zustand die Schleimhaut in viele Falten gelegt. Durch ein Wechselspiel aus Muskelanspannung und -entspannung kann sich der obere Magenbereich dem jeweiligen Füllungszustand anpassen und sorgt dafür, dass unter normalen Verhältnissen keine raschen Änderungen des Mageninnendrucks entstehen. Dies hätte sonst z.B. Übelkeit und Völlegefühl zur Folge. Im Bereich des Magenausgangs wird die Nahrung durchmischt und zerkleinert bis zu einer Partikelgröße von etwa zwei

Millimetern. Der mit einer starken Ringmuskulatur ausgestattete Magenpförtner öffnet und schließt sich rhythmisch und lässt jeweils nur eine dosierte Nahrungsportion in den Zwölffingerdarm übertreten.
Um seine Aufgaben zu erfüllen, ist der Magen mit einem komplizierten Geflecht von Muskelschichten ausgestattet. Die Bewegungen der Muskulatur werden durch Nervensysteme kontrolliert, die wiederum dem Einfluss von Hormonen, Verdauungssäften, Nahrung und Dehnungsreizen unterliegen. Die Dehnung des Magens scheint hauptsächlich die Magenentleerung zu beeinflussen, wobei bestimmte Nahrungsbestandteile eine Verzögerung bewirken können. Es gibt Fühler (Rezeptoren) im Zwölffingerdarm, die auf Fett, hochkonzentrierte Nahrung sowie Magensäure reagieren und die Magenentleerung verlangsamen.

Durch den Einfluss der Nerven kann die Magenentleerung durch die unterschiedlichsten Einflüsse verlangsamt werden, z. B. Dehnung des Mastdarms, Eintauchen einer Hand in Eiswasser, Angst, Wut, Menstruationszyklus oder Tageszeit (der Magen arbeitet um acht Uhr morgens schneller als um acht Uhr abends).

Die komplexe Arbeitsweise des Magens

Die Magenschleimhaut ist je nach Abschnitt unterschiedlich aufgebaut: Im Mageneingang und Magenkörper sind viele Drüsen in die Schleimhaut eingelagert; diese produzieren neben Flüssigkeit, Salzen und Magenschleim vor allem Salzsäure und das eiweißverdauende Enzym Pepsin (insgesamt ca. ein bis zwei Liter am Tag). Im Bereich des Magenausgangs befinden sich neben kleinen, ein alkalisches Sekret produzierenden Drüsen vor allem Zellen, die Hormone wie z. B. Gastrin abgeben. Gastrin gelangt über die Blutbahn zu den Drüsen im Magenkörper und bewirkt dort eine Freisetzung von Salzsäure. Die Bildung und Ausschüttung der Magensäure ist einem komplizierten dreiphasigen Regelkreis unterworfen. In der »Kopfphase« wird die Säureproduktion vor allem durch das Gehirn angeregt. Äußere Reize wie Geruch, Geschmack, das Kauen einer Mahlzeit oder nur die Vorstellung einer Speise stimulieren die Ausschüttung. In der »Magenphase« geschieht die Anregung vor allem durch die Magendehnung, durch den direkten Kontakt mit den Nahrungsmitteln und durch Gastrin. Darauf folgt die »Dünndarmphase«; sie bewirkt eine Hemmung der Säureproduktion, ausgelöst durch Fühler im Dünndarm, die vor allem auf Kontakt mit Säure und Fett sowie auf Dehnungsreize reagieren.

Die Oberfläche der Schleimhaut ist von einem Schutzfilm, dem Magenschleim, bedeckt. Der alkalische Magenschleim kann Salzsäure neutralisieren und verhindert damit eine Selbstandauung des Magens.

Beschwerden durch Magen und Zwölffingerdarm

Zu den so genannten dyspeptischen Beschwerden zählen vor allem Schmerzen im mittleren Oberbauch, Oberbauchdruck, Völlegefühl, Appetitlosigkeit, Übelkeit und Erbrechen. Treten zu diesen Beschwerden noch Bluterbrechen oder Teerstuhl hinzu, muss von einer organischen Erkrankung im Bereich des oberen Magen-Darm-Trakts ausgegangen werden.

Es gibt keine typischen Beschwerden, die beweisend für eine Erkrankung von Magen oder Zwölffingerdarm sind. Grundsätzlich können durch alle Organe des Magen-Darm-Trakts, einschließlich Leber, Gallenblase und Bauchspeicheldrüse, Beschwerden entstehen, die im Magenbereich lokalisiert werden. Dennoch hat man einen Beschwerdekomplex, der überwiegend dem oberen Magen-Darm-Trakt zuzuordnen ist, unter dem Begriff »Dyspepsie« zusammengefasst.

Schmerzentstehung

Die Schleimhaut des ganzen Magen-Darm-Trakts ist selbst schmerzunempfindlich. Bei zu weiter Dehnung des Magens oder auch zu heißer Nahrung wird in der Muskulatur (über Dehnungsrezeptoren und andere Fühler) ein Schmerzimpuls ausgelöst und zum Gehirn weitergeleitet, wo der Schmerz bewusst gemacht wird. Es können aber auch Störungen der Schmerzzentren im Gehirn zu den Rezeptoren der Muskelschicht geleitet werden, so dass über diesen Weg Funktionsstörungen verstärkt werden und sich die Beschwerden verschlimmern.

Auch die Schmerzwahrnehmung kann gestört oder die Schmerzschwelle erniedrigt sein. Dies kann dazu führen, dass eigentlich normale Funktionsabläufe im Magen-Darm-Trakt trotzdem als schmerzhaft empfunden werden.

- Den in den Organen selbst entstandenen Schmerz nennt man viszeral (= die Eingeweide betreffend). Er ist meist dumpf, drückend oder krampf- und wellenartig und oft sehr schwer lokalisierbar.
- Der »somatische« Schmerz entsteht, wenn krankhafte Veränderungen innerer Organe auf das Bauchfell übergreifen und dort zu Veränderungen führen oder wenn ein inneres Organ wie die Leber an Umfang zunimmt. Das Bauchfell überzieht alle Organe und kleidet die Bauchwand innen aus; es hat sehr empfindliche Dehnungsrezeptoren. Der somatische Schmerz ist eher spitz, ziehend und nicht krampfartig, sondern anhaltend. Er ist leichter lokalisierbar, wobei eine Ausstrahlung in den Rücken oder eine Anspannung der Bauchmuskulatur (Abwehrspannung) auftreten kann.
- Der »übertragene« Schmerz ensteht dadurch, dass Nervenbahnen der Bauchorgane, Muskeln, Gelenke und Haut im Rückenmark an

derselben Stelle weitergeleitet werden. So werden die aus dem Bereich der Gallenblase kommenden Nerven sowie die aus Haut und Muskeln der rechten Schulter im Rückenmark auf gleicher Höhe umgeschaltet. Dies führt bei Gallenkoliken oft zu Schmerzen in der rechten Schulter.

In gleicher Weise wie chemische Reize können auch Bakterien oder Bakteriengifte wirken. Deshalb sind oft die ersten Symptome einer Magen-Darm-Infektion Völlegefühl, Appetitlosigkeit und Übelkeit – alles Zeichen einer eingeschränkten Beweglichkeit des Magens.

Entstehung dyspeptischer Beschwerden

Eine chronische Gastritis ist nicht die Hauptursache für dyspeptische Beschwerden. Dagegen kann eine akute Gastritis, die oft durch chemische Reize wie Medikamente oder zu viel Alkohol verursacht wird, Völlegefühl und Übelkeit aber auch heftige Oberbauchschmerzen auslösen. Die Fühler in der Magenschleimhaut leiten den chemischen Reiz an die Rezeptoren in der Muskelwand weiter. Diese melden einerseits den Schmerz, andererseits bewirken sie eine Funktionsstörung, in diesem Fall eine Bewegungsstille, die wiederum Übelkeit zur Folge hat. Bei Magen- oder Zwölffingerdarmgeschwüren gehen die entzündlichen Veränderungen tiefer ins Gewebe, können also direkt Schmerz- und Dehnungsfühler beeinflussen, der Schmerz ist oft intensiver, die Bewegungsstörung ausgeprägter. Es gibt aber auch Geschwüre, die überhaupt keine Beschwerden machen.
Ein Reizmagen dagegen kann oft heftige dyspeptische Beschwerden verursachen, obwohl organisch keine Veränderungen nachweisbar sind. Es besteht also kein Zusammenhang zwischen dem Ausmaß der nachweisbaren Veränderungen und den Beschwerden.

Wenn Ihnen der Arzt bescheinigt, dass der Magen völlig in Ordnung ist, bedeutet das jedoch nicht, dass Sie dann auch keine Beschwerden haben dürfen. Im Gegenteil, dyspeptische Beschwerden ohne Nachweis organischer Veränderungen erfordern oft mehr Aufmerksamkeit, die Therapie gestaltet sich häufig schwieriger als beim Geschwür.

So kommt es zu Übelkeit und Erbrechen

Erbrechen kann überlebenswichtig sein, vor allem dann, wenn Gifte oder schleimhautschädigende Substanzen in den Verdauungstrakt gelangen. Daher ist Erbrechen wohl ein so komplexer, von mehreren Organen kontrollierter Vorgang. Beteiligt sind die Muskeln des oberen Verdauungstraktes, des Zwerchfells, der Bauchwand und des Brustkorbs. Die Koordination dieses Vorgangs übernimmt ein eigenes Brechzentrum im Gehirn. Das Brechzentrum kann auf unterschiedlichen Wegen angeregt werden:

Kurz vor dem Erbrechen kommt es häufig zu einem vermehrten Speichelfluss und manchmal sogar zu einer Kreislaufbeteiligung mit Blutdruckabfall und Pulsverlangsamung.

- Durch Nerven, die von den inneren Organen kommen und die Einwirkung eines Nahrungsgifts oder zu starke Überdehnung melden
- Über die Blutbahn, wenn im Blut schädliche Gifte oder Bestandteile von unverträglichen Medikamenten vorhanden sind
- Durch Sinneseindrücke oder starke Emotionen; manchmal genügt allein der Anblick einer ungeliebten Speise oder die Angst vor einer unangenehmen Situation, um Erbrechen auszulösen

Psychische und physische Ursachen von Erbrechen

Um die Ursache des Erbrechens zu ermitteln, ist es wichtig, sowohl die Zusammensetzung des Erbrochenen und eventuell den Zeitabstand zur Nahrungsaufnahme als auch die Tageszeit des Erbrechens zu erfragen. Regelmäßiges morgendliches Erbrechen deutet auf eine Leberschädigung oder ein Schwangerschaftserbrechen hin. Erbrechen kurz nach der Nahrungsaufnahme hat eher psychische Ursachen (Anorexia nervosa, Bulimie) oder kann beim Reizmagen vorkommen. Erbrechen ein bis zwei Stunden später lässt eine Engstellung im Magenbereich vermuten; nach vier oder mehr Stunden kann Erbrechen auf eine Magen-Darm-Infektion hinweisen, vor allem wenn noch Durchfall hinzutritt. Ist das Erbrochene eher sauer, kommt es vorwiegend aus dem Magen, dann kann die Ursache eine Engstellung im Bereich des Magenausgangs sein; werden eher unverdaute Speisen erbrochen, deutet dies auf eine Engstellung im Bereich der Speiseröhre hin.

Galliges Erbrechen beweist keineswegs eine Erkrankung der Gallenblase oder der Gallenwege, es bedeutet nur, dass Galle vom Zwölffingerdarm in den Magen zurückgeflossen ist. Dies geschieht durch eine rückwärts gerichtete Peristaltik im Zwölffingerdarm im Rahmen des Brechvorgangs.

Das können Sie selbst tun

- Die typische Magenschonkost gibt es heute nicht mehr. Jede strikte Diät ist eine Mangelernährung, die zu einer Verschlechterung des Ernährungszustandes, sogar zu Schäden und somit zu einer zusätzlichen Anfälligkeit für Krankheiten führen kann. In den meisten Fällen sollte der Magenkranke freie Kostwahl haben. Die einzige Ausnahme ist die akute Gastritis (siehe Seite 35). Die Beschwerden einer akuten Gastritis bessern sich meist innerhalb von ein bis zwei Tagen durch

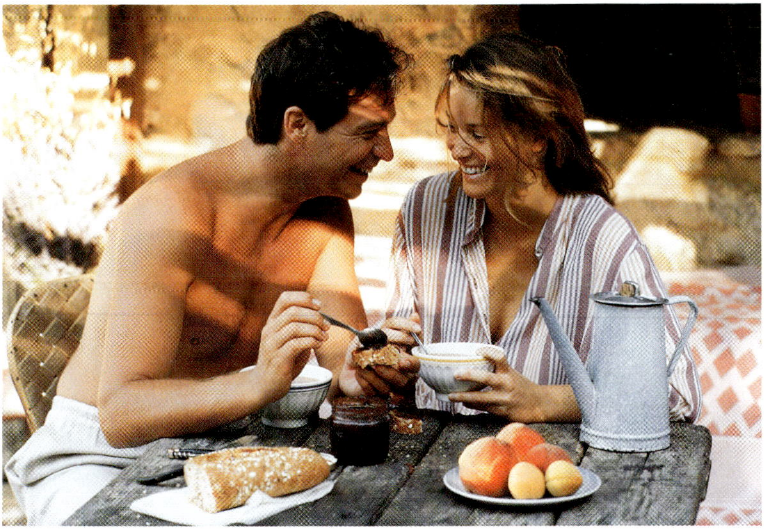

Essgenuss sollte schon beim Frühstück beginnen: Wählen Sie die Zutaten mit Bedacht aus (Obst, Vollkorn- und Milchprodukte), nehmen Sie sich Zeit und Muße, und denken Sie daran, dass auch Getränke (Kräutertees, Obst- und Gemüsesäfte) wichtig für die Gesundheit Ihres Magens sind.

Weglassen des auslösenden Medikaments oder Genussgifts und eine vorübergehende Diät mit Tee und Zwieback. In allen übrigen Fällen von chronischen oder immer wiederkehrenden Oberbauchbeschwerden sollte man sich normal ernähren, dabei jedoch Lebensmittel meiden, die bisher eine Unverträglichkeit ausgelöst haben.

▶ Rauchen hat eine eindeutig schädigende Wirkung auf den Magen. Ursache ist zum einen eine Minderdurchblutung der Magenschleimhaut, die zu einer Verschlechterung des Schleimhautschutzes führt; zum anderen wird ein Bestandteil des schützenden Magenschleims (Prostaglandin) direkt geschädigt. Alkohol in großen Mengen führt zu einer Zunahme der Magensäureproduktion und einer Schwächung des unteren Speiseröhrenschließmuskels und verstärkt vor allem säurebedingte Beschwerden. Also Alkohol in Maßen, nicht in Massen!

▶ Bewusst essen heißt genießen: Langsam kauen und nicht schlingen. So vermeidet man Aufstoßen, der Magen wird nicht durch zu viel Luft überdehnt, und er wird geschont, denn die Zähne haben ihm bereits einiges an Zerkleinerungsarbeit abgenommen.

▶ Vor allem Medikamente gegen Schmerzen und rheumatische Erkrankungen schädigen den Magen. Sprechen Sie mit Ihrem Arzt, ob ein Verzicht auf diese Mittel oder eine Umstellung möglich ist.

Blähende Speisen wie bestimmte Gemüse, besonders Hülsenfrüchte, unreifes Obst und frisches Brot sollten Sie nur selten zu sich nehmen.

Nahrung bindet Säure, deshalb ist es günstiger, mehrmals am Tag kleine Mengen zu essen. So verhindert man, dass der Magen durch eine zu üppige Mahlzeit überlastet wird.

Ungelöste Probleme belasten Nerven und Magen. Versuchen Sie durch positive Einstellung eine Konfliktbewältigung. Organisieren Sie Ihre Arbeit so, dass eine entspannte Atmosphäre herrscht. Ein Tip: Atmen Sie bei Stress am Arbeitsplatz bewusst drei- bis viermal ganz tief durch. Das kann beruhigend wirken und den Magendruck beseitigen.

▶ Der positive Effekt eines stabilen seelischen Gleichgewichts auf Magen-Darm-Beschwerden ist bekannt. Viele finden ihren Ausgleich mit Entspannungstechniken wie Atemübungen, autogenem Training oder Yoga. Haben Sie keine Scheu, Kursteilnehmer und Kursleiter ausführlich zu befragen, und belegen Sie einen Ihnen entsprechenden Kurs.

Die besten Hausmittel und Medikamente

Oft genügt die Ernährungsumstellung oder eine neue Lebenseinstellung allein nicht, um Oberbauchbeschwerden zu bessern. Es ist jedoch falsch, gegen alle Beschwerden ein Medikament zu schlucken. Naturheilmittel lindern zwar die Beschwerden, gegen die ernährungsbedingten und seelisch-nervösen Ursachen können sie jedoch nichts ausrichten. Medikamente wirken bei der Bekämpfung der Symptome, aber sie beseitigen mit wenigen Ausnahmen nicht die Krankheitsursachen. Nehmen Sie ohne die Empfehlung des Arztes keine starken Medikamente. Es kommt leider häufig vor, dass gegen Magenbeschwerden Schmerzmittel eingenommen werden, die selbst schwere Magenerkrankungen verursachen können. Viele Medikamente gegen Magen-Darm-Störungen sind nicht nur unnütz, sondern können sogar gefährlich sein. Im Folgenden einige Hausmittel oder nebenwirkungsarme Medikamente, die Sie selbst versuchen können.

▶ Heizkissen oder Wärmflasche auf den Oberbauch legen

▶ Feuchte Wärme zur Schmerz- und Krampflösung: Feuchtheißen Lappen zwischen Brustbein und Nabel legen, darüber ein Frotteetuch geben und um den Körper wickeln

▶ Kühle Leibwickel: Werden von manchen Patienten besser vertragen

▶ Heublumensack: Kleinen Kissenbezug, gefüllt mit Heublumen, im Wasserdampf erhitzen und dann möglichst heiß für 30 Minuten auf den Magen legen

▶ Schmerz- und krampflösende Tees: Kamillen- oder Pfefferminztee nicht zu heiß und schlückchenweise trinken; bei Übersäuerung keinen Pfefferminztee nehmen, da er den unteren Speiseröhrenschließmuskel schwächt

Leinsamen ist schleimhautschützend und Säure bindend: 1 Teelöffel Leinsamen in 1 Glas heißes Wasser geben, etwa 1 Stunde zugedeckt stehen lassen, dann schluckweise trinken.

▶ Bei Oberbauchschmerzen in Verbindung mit Übelkeit und zur Appetitanregung: Tees, die Bitter- und Gerbstoffe enthalten, besonders Zubereitungen aus Wermut, Tausendgüldenkraut und Kalmuswurzel
▶ Pflanzliche Medikamente (Phytopharmaka), die die Magenfunktion bessern und die Magenentleerung beschleunigen: bei Magenbeschwerden mit Übelkeit, Appetitlosigkeit, Brechreiz, Völlegefühl und Aufstoßen; z. B. Iberogast, Cholagogum
▶ Antazida: bei Magenbeschwerden mit einer vorwiegenden Übersäuerung (Wirkung und Nebenwirkungen siehe Seite 16)

Der Solaningehalt des Kartoffelsafts soll die Magensäurebildung hemmen: Dreimal täglich 100 Milliliter Kartoffelsaft, eventuell vermischt mit einer Gemüsebrühe, einnehmen.

Wann Sie unbedingt zum Arzt sollten

Sie müssen natürlich nicht bei jedem unangenehmen Gefühl im Oberbauch zum Arzt gehen. Sollte aber trotz einer Ernährungsumstellung oder entsprechenden Diät mit Tee und Zwieback innerhalb einiger Tage keine Besserung auftreten, ist ein Arztbesuch angebracht.
Der Arzt wird aufgrund der Vorgeschichte und der geschilderten Beschwerden entscheiden, ob er Ihnen zunächst stärker wirksame Medikamente verschreibt oder ob er weitere Untersuchungen (z. B. Endoskopie) zur Abklärung der Ursachen veranlasst.

Endoskopische Untersuchung

▶ Wenn sich die Beschwerden innerhalb von vier bis sechs Wochen nicht bessern, ist die Endoskopie des oberen Magen-Darm-Trakts nötig.
▶ Wurde sie in den letzten Monaten bereits durchgeführt (ohne Befund), ist eine erneute Endoskopie nur bei deutlichem Wechsel der Beschwerden angezeigt (eventuell Diagnose und Therapie überdenken).
▶ Bei blutigem oder kaffeesatzartigem Erbrechen muss sofort endoskopiert werden: Nur so kann eine lebensbedrohliche Blutung erkannt und gestillt werden.
▶ Bei Teerstuhl (schwarz, eher weich) mit Blässe, Kreislaufproblemen und schnellem Puls muss sofort der obere (und eventuell untere) Verdauungstrakt endoskopiert werden.

Plötzliches Erbrechen und Durchfall deuten oft auf eine Lebensmittelvergiftung hin. In der Regel verschwinden die Beschwerden innerhalb von zwei bis drei Tagen. Treten jedoch Schluckbeschwerden, Schwierigkeiten beim Sprechen und Atmen, Sehstörungen oder Muskelschwäche hinzu, müssen Sie sofort zum Arzt, da es sich um eine schwere Vergiftung (durch Pilze oder Botulinustoxin) handeln könnte.

Häufige Erkrankungen von Magen und Zwölffingerdarm

Reizmagen

Da »Gastritis« ein Befund ist, den man nur mit dem Endoskop oder Mikroskop erheben kann, sollte dieser Begriff nicht mehr als Diagnose bei unklaren Oberbauchbeschwerden Verwendung finden. Richtig sind die Begriffe »Reizmagen«, »funktionelle Dyspepsie«, »nicht-ulzeröse Dyspepsie«, im Volksmund »nervöser Magen«. Eine genaue Definition des Reizmagens gibt es nicht. Trotz der vielfältigen Beschwerden lässt sich keine organische Erkrankung an Speiseröhre, Magen oder Zwölffingerdarm oder an den benachbarten Organen Gallenblase, Bauchspeicheldrüse und Leber feststellen.
Der Reizmagen macht Beschwerden, wie sie auch beim Magen- oder Zwölffingerdarmgeschwür vorkommen können. Früher vermutete man, dass der Reizmagen sich nur im Rahmen eines Geschwürleidens bemerkbar mache. Das führte dazu, dass die Behandlung der »Gastritis« und des Geschwürs sich ähnelten. Heute weiß man, dass sie unterschiedliche Krankheitsbilder sind, weshalb auch die Behandlung unterschiedlich sein sollte.

Das breit gefächerte Krankheitsbild des Reizmagens äußert sich vorwiegend durch Schmerzen im Oberbauch, Druckgefühl, Völlegefühl, Aufstoßen, Appetitlosigkeit, Übelkeit und Erbrechen, aber auch durch Sodbrennen, Blähungen und aufgetriebenen Bauch.

Ursache des Reizmagens

Die Ursache des Reizmagens ist nicht sicher bekannt. Es gibt verschiedene Theorien, da mit allen Untersuchungsmethoden bisher keine einheitlichen Veränderungen festgestellt werden konnten.

- Bewegungsstörung im oberen Verdauungstrakt: Die häufigen Beschwerden weisen auf verlangsamte Magenperistaltik und verzögerte Magenentleerung hin – allerdings nicht bei allen Patienten nachweisbar. Es gibt sogar Fälle mit einer verstärkten Beweglichkeit der Magenmuskulatur und krampfartigen, meist nach dem Essen auftretenden Oberbauchschmerzen.
- Bakterium: Das Bakterium Helicobacter pylori wird beschuldigt, nicht nur Verursacher des Geschwürleidens (siehe Seite 39), sondern auch des Reizmagens zu sein – der eindeutige Nachweis für den Reiz-

magen fehlt aber bislang. Helicobacter und Reizmagen treten oft gemeinsam auf, möglicherweise aber, weil Helicobacter bei bis zu 70 Prozent der Bevölkerung nachweisbar ist und ca. 30 bis 40 Prozent irgendwann einmal über dyspeptische Beschwerden klagen. Reizmagen mit gleichzeitigem Helicobacternachweis kann also rein zufällig sein.

▶ Psyche: Es ist zwar bekannt, dass Stress, Ärger oder ein Schockerlebnis die Beschwerden beim Reizmagen verstärken oder sogar auslösen können. Das ist jedoch kein Beweis für die Psyche als alleiniger Verursacherin. Es ist wohl eher so, dass eine bereits vorliegende Störung durch emotionalen Stress verstärkt wird.

▶ Diätfehler: Viele führen ihre Symptome auf Diätfehler zurück. Natürlich sollen Sie Speisen meiden, die immer wieder die gleichen Beschwerden auslösen. Von strikten, einseitigen Diäten ist aber, wegen der Gefahr einer Fehl- oder Mangelernährung, abzuraten. Bisher wurde für keine dieser Diäten ein positiver Effekt nachgewiesen.

Diabetiker leiden oft unter Völlegefühl, Aufstoßen und Übelkeit. Bei ihnen ist dann eine Verzögerung der Magenentleerung nachweisbar. Diese diabetische Gastroparese (Magenlähmung) wird ausgelöst durch eine Nervenschädigung. Für Reizmagenpatienten ließ sich eine solche Nervenschädigung bisher aber nicht nachweisen.

Diagnostik des Reizmagens

Reizmagen ist eine Ausschlussdiagnose, d. h., es müssen alle möglichen organischen Erkrankungen ausgeschlossen werden, bevor aufgrund der Beschwerden die Diagnose gestellt werden kann. Mit Laboruntersuchung, Endoskopie des oberen Magen-Darm-Trakts und Ultraschalluntersuchung können organische Erkrankungen (Geschwür, Krebs, Entzündung) sicher ausgeschlossen werden.

Neben den typischen dyspeptischen Beschwerden muss auch deren zeitlicher Ablauf berücksichtigt werden. Reizmagenbeschwerden bestehen meist schon über Jahre, entweder andauernd oder in Schüben, ohne dass sie zunehmen.

Krampfartige Schmerzen, Übelkeit, Druck- oder Völlegefühl sind oft abhängig von der Nahrungsaufnahme; häufig kommt es zu einer Verstärkung, manchmal auch zu einer Besserung nach dem Essen. Die Intensität ist kein hilfreiches Kriterium, da die Schmerzempfindung individuell verschieden ist und ein Geschwür oft geringere Beschwerden macht als ein Reizmagen. Wichtig ist, dass es beim Reizmagen üblicherweise nicht zu einer Gewichtsabnahme kommt; auch die Blutwerte bleiben normal.

Wie bei allen funktionellen Störungen muss immer auch die Psyche mit berücksichtigt werden, denn oft sind nicht die Beschwerden wichtig, sondern die Art, wie man auf sie reagiert.

Ärger und Stress bewirken eine Schmerzverstärkung. Dies kann aber auch beim Geschwürleiden oder bei Herzerkrankungen geschehen. Neue Untersuchungen haben ergeben, dass sich zu viel Stress sogar negativ auf die Überlebenszeit bei Krebs auswirkt.

Aufklärung und Eigeninitiative

- Effektiver als jedes Medikament ist die exakte Diagnose des Reizmagens und die Aufklärung, dass keine lebensbedrohende Erkrankung vorliegt. Vielen Patienten genügt allein schon die Kenntnis der Harmlosigkeit der Erkrankung: Oft bessern sich dann die Symptome.

Der Patient muss mitarbeiten:

- Rauchen, Alkohol, ungesunde Ernährung einschränken
- Bisher unverträgliche Speisen meiden
- Versuchen, Stress und Ärger abzustellen, und Entspannungsübungen lernen
- Sport treiben

Wenn Ihr Arzt sagt, im Magen sei organisch alles in Ordnung, soll das nicht bedeuten, dass er Ihnen nicht glaubt und Sie für einen Hypochonder hält. Es ist eher so, dass das derzeitige medizinische Wissen noch nicht ausreicht, die Ursache Ihrer Beschwerden zu erklären.

Behandlung des Reizmagens

Da man die alleinige Ursache des Reizmagens nicht kennt, gibt es auch keine Behandlung, die den Reizmagen heilt oder alle Symptome zum Verschwinden bringt. Die meisten Medikamente zur Behandlung haben keine eindeutig bessere Wirkung als Plazebos (Zuckerpillen ohne Wirkstoff). Warum soll man daher ein starkes Medikament mit möglichen Nebenwirkungen zur Therapie einer nicht lebensbedrohenden Erkrankung einsetzen? Trotzdem werden häufig bei Reizmagen mit Völlegefühl, Übelkeit oder Erbrechen nach Scheitern der Allgemeinmaßnahmen Gastroprokinetika (Förderer der Magenbeweglichkeit) eingesetzt und bei eher geschwürtypischen Oberbauchschmerzen Säure reduzierende Medikamente wie H2-Blocker und Protonenpumpenhemmer.

Bis zu 60 Prozent der Patienten reagieren positiv auf Plazebogaben – sogar wenn der Patient weiß, dass er nur ein Scheinmedikament nimmt. Plazebos scheinen für den Patienten wie eine Kontrolle über die Symptome zu wirken wodurch die Selbstheilungskräfte aktiviert werden.

Gastritis (Magenschleimhautentzündung)

Früher wurden Oberbauchbeschwerden meist gleichgesetzt mit dem Begriff »Gastritis«, wobei die genaue Definition von Gastritis Magenschleimhautentzündung lautet. Seit es die Magenspiegelung gibt, weiß man jedoch, dass zwischen Magenschleimhautentzündung und dyspeptischen Oberbauchbeschwerden kein Zusammenhang bestehen muss und dass die Magenschleimhaut selbst schmerzunempfindlich ist (man kann von der Schleimhaut etwas wegzwicken, ohne dass der Patient etwas spürt). Aufgrund der histologischen (feingeweblichen) Untersuchung der Schleimhautproben unter dem Mikroskop werden verschiedene Gastritisformen unterschieden: die akute Gastritis, die mit dem Endoskop sichtbar ist und Beschwerden machen kann, und die chronische Gastritis, die mit dem Endoskop nicht sichtbar ist und bei der kein Zusammenhang zu Oberbauchbeschwerden besteht.

Hochprozentiger Alkohol in großen Mengen hat eine direkt schädigende Wirkung auf die Magenschleimhaut. Nikotin führt zu einer akuten Gastritis durch eine Schwächung der Mechanismen, die die Magenschleimhaut vor der Selbstandauung schützen.

Akute Gastritis

Die akute Gastritis wird vor allem durch chemische Faktoren ausgelöst, d.h. durch Medikamente, Bakteriengifte, Infektionen, Alkohol und Nikotin. Zu den Medikamenten, die eine akute Gastritis verursachen können, gehören Schmerz- und Rheumamittel, Eisen- und Kalipräparate. Bei der Lebensmittelvergiftung und bei anderen Infektionen durch Viren oder Bakterien kommt es meist nicht nur zu einer Magenschleimhautentzündung, sondern auch zu einer Entzündung von Dünn- und Dickdarm mit Durchfall (Gastroenteritis).

Bei der akuten Gastritis kommt es zu einer Schwellung und Rötung der Schleimhaut sowie zu einer Zerstörung der oberen Schleimhautschicht (Erosionen). In seltenen Fällen können Blutungen die Folge sein. Die akute Gastritis kann einhergehen mit dyspeptischen Beschwerden wie Oberbauchschmerzen, Völlegefühl, Aufstoßen, Übelkeit, Erbrechen und Durchfall, falls es sich um eine Magen-Darm-Infektion handelt.

Die beste Therapie der akuten Gastritis ist das Weglassen der auslösenden Faktoren sowie eine »Tee-und-Zwieback-Pause«. Wenn die Beschwerden jedoch anhalten, können Antazida oder Motilitätsregulatoren ausprobiert werden.

Chronische Gastritis

Die chronische Magenschleimhautentzündung verursacht in den allermeisten Fällen keine dyspeptischen Beschwerden, üblicherweise sind auch keine mit dem Endoskop sichtbaren Veränderungen der Schleimhaut nachweisbar. Eine chronische Gastritis kann nur durch die mikroskopische Untersuchung eines Schleimhautpartikels festgestellt werden. Die zwei wichtigsten Formen der chronischen Gastritis sind die Typ-A-Gastritis und die Typ-B-Gastritis.

Eine ursächliche Behandlung der Typ-A-Gastritis gibt es nicht. Da das Risiko eines Magenkrebses erhöht ist, sollten regelmäßige endoskopische Kontrollen im Abstand von ein bis zwei Jahren erfolgen.

Bei Patienten mit chronischem Geschwürleiden ist die durch das Bakterium Helicobacter pylori verursachte Typ-B-Gastritis ein Risikofaktor für gehäufte Rezidive (ein Wiederauftreten) der Geschwüre. In diesem Fall wird die so genannte Eradikationstherapie routinemäßig durchgeführt.

- Die Typ-A-Gastritis spielt sich im oberen Teil des Magens ab; Ursache ist eine Fehlsteuerung im Immunsystem: Der Körper bildet Abwehrzellen gegen die eigene Magenschleimhaut, und das führt zu einer chronischen Entzündung. Dadurch gehen die vor allem im oberen Magenanteil vorkommenden Säure produzierenden Zellen zugrunde. Folge: Achlorhydrie (fehlende Magensäure). Da auch die Intrinsic Faktor bildenden Zellen (siehe Seite 43) absterben, kann eine Blutarmut infolge eines Vitamin-B12-Mangels entstehen.
- Die Typ-B-Gastritis beginnt im Bereich des Magenausgangs und breitet sich zunehmend nach oben aus. Ursache ist eine Infektion mit dem Bakterium Helicobacter pylori, das sich unter dem schützenden Magenschleim auf der Schleimhautoberfläche ausbreitet und dort zu einer chronischen Entzündung führt. Die Häufigkeit der chronischen Gastritis steigt infolge Helicobacter mit zunehmendem Alter an. Etwa 80 Prozent der über 60-jährigen haben eine chronische Gastritis, davon haben nur etwa ein Viertel ständige oder gelegentliche Beschwerden. Dies spricht gegen einen ursächlichen Zusammenhang zwischen chronischer Gastritis und Magenschmerzen. Wird eine chronische Typ-B-Gastritis nachgewiesen, ist bei Beschwerdefreiheit keine Behandlung erforderlich. Nur im Fall chronischer Oberbauchbeschwerden kann eine Eradikationstherapie (Entfernung des Helicobacter pylori mittels einer Antibiotikakombination) versucht werden.

Duodenitis (Entzündung des Zwölffingerdarms)

Meist wird fälschlicherweise von der Gastritis als dem Verursacher von Magenbeschwerden gesprochen, die Duodenitis (Entzündung der Zwölffingerdarmschleimhaut) wird dagegen nie erwähnt. Sie macht viel eher Beschwerden und steht, im Gegensatz zur akuten Gastritis, in engem Zusammenhang mit der Entstehung von Geschwüren. Hauptlokalisation der Duodenitis ist vor allem der Anfangsteil des Zwölffingerdarms, der bulbus duodeni – daher oft der Begriff »Bulbitis« statt Duodenitis. Die Duodenitis ist wie das Zwöffingerdarmgeschwür meist mit einer durch Helicobacter verursachten, chronischen Typ-B-Gastritis vergesellschaftet. Sie kann aber auch durch Alkoholexzesse und

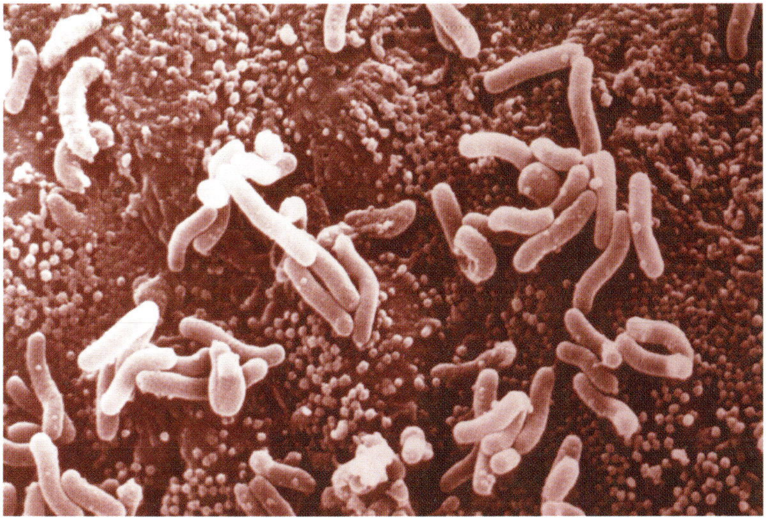

Das Bakterium Helicobacter pylori wird für die Entstehung von Entzündungen und Geschwüren in Magen und Zwölffingerdarm verantwortlich gemacht. In bestimmten Fällen einer Helicobacterinfektion wird eine Antibiotikatherapie (Eradikationsbehandlung) notwendig.

Rauchen ausgelöst oder verstärkt werden. Eine ausgeprägte Duodenitis ist oft Vorläufer eines Zwölffingerdarmgeschwürs. Wird nach einer Eradikationsbehandlung eine Duodenitis nachgewiesen, kann das für eine nicht vollständige Ausrottung des Bakteriums sprechen. Die Behandlung der Duodenitis richtet sich nach den Beschwerden. Eine ausgeprägte Duodenitis mit Helicobacternachweis im Magen wird zur Vorbeugung eines Zwölffingerdarmgeschwürs mit Antibiotika therapiert.

Die Duodenitis wird je nach Schleimhautveränderung in drei Schweregrade eingeteilt:

- Grad I: Fleckige Schleimhautrötung
- Grad II: Fleckige Rötung und Schwellung der Schleimhaut
- Grad III: Fleckige Rötung, Schleimhautschwellung und Fibrinbeläge

Lebensmittelallergie

Die Lebensmittelallergie ist eine übermäßige Reaktion des Immunsystems auf ein Nahrungsmittel, mit dem der Körper schon einmal Kontakt hatte und durch das er sensibilisiert wurde. Beim folgenden Kontakt mit der betreffenden Substanz kommt es dann zur allergischen Reaktion: Schleimhautschwellungen und Kribbeln im Gesicht oder in der Mundhöhle, Nasenlaufen, Tränen, asthmatische Beschwerden, aber auch Aufstoßen, Übelkeit, Erbrechen und Durchfall. In schweren Fällen kann es sogar zu einem Schock mit Kreislaufversagen kommen. Allerdings sind bei Erwachsenen echte Lebensmittelallergien sehr selten, meist handelt es sich um Unverträglichkeitsreaktionen.

Bestimmte chemische Bestandteile in Nahrungsmitteln, wie Farbstoffe und Konservierungsstoffe, können pseudo-allergische Reaktionen, also der Lebensmittelallergie ähnliche Symptome auslösen. Die typische allergische Immunreaktion fehlt jedoch.

Eine Nahrungsmittelallergie durch Banane, Avocado und Kiwi weist auf eine Naturlatexallergie hin.

Die Lebensmittelallergie ist eine spezifische Reaktion des Immunsystems, die in der Regel kurz nach dem Kontakt mit dem auslösenden Nahrungsmittel auftritt. Sie lässt sich immer wieder provozieren.
Die Nahrungsmittelunverträglichkeit dagegen bedeutet zunächst nur, dass bestimmte Lebensmittel Beschwerden im Bauchraum auslösen.

- Nach dem Genuss von Milch Durchfall, Bauchkrämpfe und Blähungen: Dies ist meist keine Milchallergie, sondern eine Milchunverträglichkeit aufgrund eines fehlenden Enzyms, das Milchzucker spaltet.
- Nach fetten Speisen: Die Beschwerden sind meist bedingt durch eine Verlangsamung der Magenentleerung.
- In einigen Lebensmitteln wie Käse, Wurst aus Schweinefleisch, Thunfisch und Sardinen in Dosen kann der Botenstoff Histamin enthalten sein, was auch Hautrötung, Juckreiz und Nasenlaufen wie bei einer Allergie nachahmt.
- Phenyläthylamin, enthalten in altem Käse, Rotwein und Schokolade, verursacht beim Empfindlichen migräneartige Kopfschmerzen.

Die Lebensmittelallergie steht meist im Zusammenhang mit einer Pollenallergie, wobei die Art der Pollenallergie Hinweise auf die Lebensmittel gibt, die eine allergische Reaktion auslösen.

- Gräser und Pollen → Tomaten, Soja, Erdnüsse
- Birkenpollen → Nüsse, Äpfel, Steinobst
- Beifußpollen → Sellerie, Gewürze, Karotten

Diagnose einer Lebensmittelallergie

Die Diagnostik der Nahrungsmittelallergien ist schwierig. Es kann eine detaillierte Liste der in den letzten 72 Stunden vor der allergischen Reaktion gegessenen Lebensmittel erforderlich sein. Die andere Möglichkeit: Der Patient muss über zwei Wochen ein Tagebuch führen, in dem jede Nahrungsaufnahme und sämtliche Symptome mit der jeweiligen Zeitangabe notiert werden. Reicht das zur Diagnose nicht aus, kann ein Hauttest gemacht werden. Dabei wird ein Extrakt des betreffenden Nahrungsmittels unter die Haut gespritzt und die Reaktion abgewartet. Leider sind die Hauttests oft nicht aussagekräftig. Manchmal muss eine Eliminationsdiät, d.h. ein schrittweises Weglassen verdächtiger Lebensmittel, oder sogar ein Provokationstest versucht werden.

Behandlung der Lebensmittelallergie

Der erste Schritt ist das Weglassen des entsprechenden Lebensmittels. Sie sollten dabei auf versteckte Allergene achten: Nüsse können auch in verarbeiteter Form (in Kuchen, Speiseeis oder Schokolade) allergische Reaktionen auslösen. Ein weiterer Therapieversuch ist das Hyposensibilisierungsverfahren. Dabei wird das allergieauslösende Lebensmittel in ansteigender Dosierung eingenommen. Die Erfolgsrate ist jedoch sehr gering, außerdem besteht das Risiko einer schweren allergischen Reaktion. Hat man schon einmal eine schwere allergische Reaktion mitgemacht, muss immer ein Notfallset mit vom Arzt verordneten Medikamenten mitgeführt werden. Bei Schocksymptomatik mit Kreislaufversagen rufen Sie sofort den Notarzt!

Beim Provokationstest muss der Patient das verdächtige Lebensmittel zu sich nehmen. Wegen der Gefahr einer Schockauslösung mit Kreislaufversagen darf der Test jedoch nur im Krankenhaus unter Notfallbereitschaft durchgeführt werden.

Ulkusleiden (Geschwürleiden)

Ein Ulkus (Geschwür) ist ein tiefer Defekt der Schleimhaut, der bis in die Muskelschicht reicht. Je nach Lokalisation gibt es ein Ulcus ventriculi (Magengeschwür) und ein Ulcus duodeni (Zwölffingerdarmgeschwür), wobei Letzteres vorwiegend im oberen Teil des Zwölffingerdarms, dem Bulbus, auftritt. In Mitteleuropa hat jeder zehnte Mensch einmal im Leben ein Ulkus. Das Ulcus duodeni ist etwa fünfmal häufiger als das Ulcus ventriculi.

Ursachen des Ulkusleidens

Bis vor wenigen Jahren war die Lehrmeinung, dass Ulzera (Geschwüre) von Magen und Zwölffingerdarm allein aufgrund eines Missverhältnisses von aggressiven Faktoren des Magensafts und Schleimhautschutzfaktoren entstehen können. Es war Basis jeder Behandlung, dieses Missverhältnis auszugleichen, meist durch eine Hemmung der Säureproduktion. Doch es gab auch Stimmen, die das Geschwürleiden für eine rein psychosomatische Erkrankung hielten, bei der nur der Abbau von Stressfaktoren und eine begleitende psychotherapeutisch orientierte Therapie Erfolg versprechend sein sollten.
Durch die Entdeckung von Helicobacter pylori kam es zu einer Revolution im Verständnis und in der Behandlung des Geschwürleidens.

Es gibt keine typischen Symptome für Magen- oder Zwölffingerdarmgeschwüre; diese können sogar trotz völliger Beschwerdefreiheit vorhanden sein. Die häufigsten Beschwerden sind Schmerzen im mittleren Oberbauch, uncharakteristische Symptome wie Völlegefühl, Aufstoßen, Übelkeit, Erbrechen und Sodbrennen. Patienten mit einem Magengeschwür haben häufig Schmerzen nach dem Essen, solche mit einem Zwölffingerdarmgeschwür dagegen eher nüchtern und nachts.

Man hat festgestellt, dass durch eine Ausrottung des Helicobacter mittels Antibiotika in den meisten Fällen eine dauerhafte Heilung der Ulzera möglich ist, trotz ungesunder Ernährung und Stress. Ist das Ulkusleiden deshalb nur eine Infektionskrankheit? Die Wahrheit liegt wohl irgendwo dazwischen. Sicher müssen mehrere Faktoren wie Säure, ungesunde Ernährung, Medikamente, Stress und Helicobacter zusammenwirken, um den Schleimhautschutz des Magens oder Darms angreifen und ein Geschwür entstehen lassen zu können .

Komplikationen des Ulkusleidens

Bei einem Drittel der Patienten mit immer wieder auftretenden Geschwüren können Blutungen eintreten, vor allem in höherem Lebensalter und bei Einnahme von Schmerz- oder Rheumamitteln. Eine gefährliche Komplikation ist die Ulkusperforation oder -penetration (Geschwürdurchbruch in die freie Bauchhöhle oder in benachbarte Organe); dann ist meist eine sofortige Operation nötig. Bei häufig wiederkehrenden Zwölffingerdarmgeschwüren kann es zu narbigen Veränderungen und auch Engstellungen im Bereich des Bulbus kommen.

Diagnose des Ulkusleidens

Das Verfahren der Wahl zum Nachweis oder Ausschluss eines Magen- oder Zwölffingerdarmgeschwürs ist die Endoskopie. Nur aufgrund der Symptome, der körperlichen Untersuchung oder der Laborwerte ist ein Geschwür nicht von anderen organischen oder funktionellen Oberbaucherkrankungen abzugrenzen. Die Diagnostik ist sehr wichtig, um Komplikationen verhindern zu helfen und bösartige Erkrankungen auszuschließen.

Nur mit der Endoskopie können alle Bereiche des Magens und Zwölffingerdarms genau eingesehen und bei Veränderungen der Schleimhaut Gewebeproben zur mikroskopischen Untersuchung entnommen werden. Dies ist notwendig beim Magengeschwür, da man nur aufgrund des äußeren Aspekts ein gutartiges nicht von einem bösartigen Geschwür unterscheiden kann. Ein Magengeschwür muss im Abstand von vier bis sechs Wochen bis zur vollständigen Heilung mittels Endoskopie und Probeentnahmen kontrolliert werden, um eine bösartige

Erkrankung sicher auszuschließen. Das ist beim Zwölffingerdarmgeschwür nicht notwendig, da hier bösartige Erkrankungen die Ausnahme sind. Beim Zwölffingerdarmgeschwür müssen aber Gewebeproben aus dem unteren Magenabschnitt entnommen werden, um die meist gleichzeitig vorliegende Helicobactergastritis nachzuweisen.

Behandlung des Ulkusleidens

Prinzipiell bewirkt eine medikamentöse Unterdrückung der Magensäureproduktion bei 90 Prozent der Patienten eine Beschwerdebesserung innerhalb weniger Tage und eine Abheilung des Geschwürs innerhalb weniger Wochen. Nach Absetzen der Säure hemmenden Therapie kann es bei bis zu 50 Prozent der Patienten zum Wiederauftreten eines Geschwürs kommen, vor allem im Zwölffingerdarm und das bei Patienten, die ihre ungesunde Lebensweise, insbesondere das Rauchen, nicht aufgeben. Eine exakte Diagnostik ist deshalb wichtig, weil eine dauerhafte Heilung des Geschwürleidens möglich ist. Wenn es gelingt, Helicobacter aus der Magenschleimhaut zu entfernen, treten nach den bisherigen Erfahrungen nur noch bei etwa fünf Prozent der Patienten erneute Geschwüre auf, von denen ein Großteil durch die weitere Einnahme von Schmerz- oder Rheumamitteln verursacht wird.

Eradikationstherapie bei Ulkusleiden

- Diese Behandlung zur Ausrottung von Helicobacter pylori ist heute Therapie der ersten Wahl beim Ulkusleiden.
- Es handelt sich um eine Kombination aus starkem Säurehemmer und zwei Antibiotika, die eine Woche lang regelmäßig eingenommen werden müssen.
- Nach etwa fünf bis sechs Wochen sollte eine endoskopische Kontrolle erfolgen.
- Im Fall eines Zwölffingerdarmgeschwürs genügt auch ein Atemtest zum Nachweis einer vollständigen Entfernung des Helicobacter aus dem Magen.
- Wichtig ist, dass die Kontrolle auf Helicobacter nicht vor dem Ablauf von fünf Wochen durchgeführt wird, da eventuell der Keim durch die Therapie nur vorübergehend unterdrückt und nicht ausgerottet wurde.

Heute wird zur Diagnostik des Ulkusleidens weder Röntgenuntersuchung noch Magensaftanalyse eingesetzt. Oft wird zur Kontrolle nach einer Eradikationsbehandlung ein Helicobacter-Atemtest durchgeführt.

Die früher häufige Operation des Magen- oder Zwölffingerdarmgeschwürs ist heute nur noch bei Komplikationen wie Magendurchbruch, unstillbarer Blutung oder ausgeprägten Engstellungen im Magenausgangsbereich nötig. Die Blutstillung gelingt meistens auf endoskopischem Weg, und häufig genügt die Dehnung von Engstellungen mit einem Ballon.

Magenkrebs

Der Magenkrebs ist der zweithäufigste Tumor des Verdauungstrakts. Er entsteht vorwiegend in der Schleimhaut und kann entweder lokal wachsen und eine Geschwulst bilden oder diffus wachsen und nur eine Wandstarre verursachen. Es können alle Altersgruppen davon betroffen sein, der Häufigkeitsgipfel liegt jedoch jenseits des 50. Lebensjahrs. Es gibt keine typischen Symptome für den Magenkrebs. Im Frühstadium macht er überhaupt keine Beschwerden und wird meist nur im Rahmen einer endoskopischen Routineuntersuchung entdeckt. In bereits fortgeschrittenen Stadien zeigt er Symptome des Reizmagens, d. h. Völlegefühl, Appetitlosigkeit, Übelkeit und möglicherweise auch Gewichtsabnahme. Erst in den Spätstadien, bei Vorliegen von Engstellungen, kommt es zu unstillbarem Erbrechen und Gewichtsverlust.

Die Häufigkeit des Magenkrebses ist in den letzten Jahrzehnten zurückgegangen, da durch die Einführung der Kühlschränke bestimmte Konservierungsverfahren mit Nitrit und Salz nicht mehr notwendig waren. Andererseits ist der Magenkrebs in Gegenden noch weit verbreitet, wo traditionell immer viel Geräuchertes gegessen wird (z.B. in einigen Gebieten in Bayern und Österreich).

Ursachen des Magenkrebses

Hauptrisiko für die Enstehung eines Magenkrebses sind Ernährungsfaktoren; Vererbung scheint weniger eine Rolle zu spielen (im Gegensatz zum Dickdarmkrebs). Hauptrisikofaktoren sind vor allem:

- Nitrithaltiges Trinkwasser
- Geräucherte Nahrungsmittel
- Hoher Salzgehalt von Speisen (z. B. Pökelfleisch)
- Konservierungsstoffe
- Vitaminarme Ernährung, Kaffee
- Helicobacter pylori (ist noch nicht gesichert)

Diagnose des Magenkrebses

Da die Frühdiagnose beim Magenkrebs äußerst wichtig ist, sollte jeder länger bestehende, vermeintliche Reizmagen unbedingt diagnostisch geklärt werden. Die Diagnose kann nur durch Endoskopie und Gewebeprobe gesichert werden. Im Magen muss auch bei der endoskopischen Routinediagnostik aus jeder unklaren Schleimhautveränderung eine Gewebeprobe entnommen werden, da nur so das so genannte Magenfrühkarzinom (ein nur auf die oberflächliche Schleimhaut begrenzter Krebs) entdeckt werden kann.

Die übrigen diagnostischen Verfahren werden seltener eingesetzt, so kann die Wandstarre beim diffusen Wachstum durch eine Röntgenuntersuchung oft besser erkannt werden. Durch Ultraschalluntersuchung, Computertomogramm, Endosonographie (endoskopische Ultraschalluntersuchung) und Bauchhöhlenspiegelung wird die Tumorausdehnung festgestellt, um die Operationsmethode festzulegen.

Behandlung des Magenkrebses

Die einzige Therapie des Magenkrebses, auch in der Frühform, ist die Operation. Dabei wird in den meisten Fällen der ganze Magen und oft auch die Milz entfernt – in der Fachsprache Gastrektomie (Magenresektion) mit Splenektomie genannt. Anschließend wird der Dünndarm seitlich mit der Speiseröhre verbunden.

Nach einer Operation liegt die Überlebensrate bei der Diagnose »Magenfrühkarzinom« bei 90 bis 100 Prozent. Die Überlebensrate beim weiter fortgeschrittenen Magenkrebs liegt nur noch bei 0 bis 35 Prozent.

Probleme durch einen operierten Magen

Probleme nach Magenoperationen entstehen zum einen durch die dann nicht mehr ausreichende Speicherfunktion, zum anderen durch das Fehlen eines Magenpförtners, der den Nahrungsbrei in kleinen Portionen an den Dünndarm weitergibt.

- Etwa die Hälfte aller Magenoperierten klagen anschließend über Beschwerden, diese klingen jedoch in den meisten Fällen nach spätestens einem Jahr ab.
- Unmittelbar nach der Operation kommt es häufig zu einer Gewichtsabnahme; dies hängt oft mit unzureichendem Appetit und einem früh einsetzenden Sättigungsgefühl zusammen.
- Es können sich im Lauf der Zeit auch Mangelzustände infolge unzureichender Bedarfsdeckung an lebenswichtigen Nährstoffen und Vitaminen einstellen. Durch Mangel an Vitamin B12 (Intrinsic Faktor wird nicht mehr gebildet) oder durch eine gestörte Eisenaufnahme wegen des Fehlens von Magensäure kann sich eine Blutarmut entwickeln. Seltener entsteht auch ein Mangel an Vitamin D, Kalzium, Vitamin C, Folsäure und Zink.
- Durch eine unzureichende Koordination der Magenentleerung und der Durchmischung des Speisebreis mit Bauchspeicheldrüsenenzymen entwickelt sich in seltenen Fällen eine Steatorrhoe (Fettstuhl).

Aufgrund der nebenstehenden Probleme bei einem operierten Magen ist nach jeder Magenresektion eine Diätberatung von großer Bedeutung.

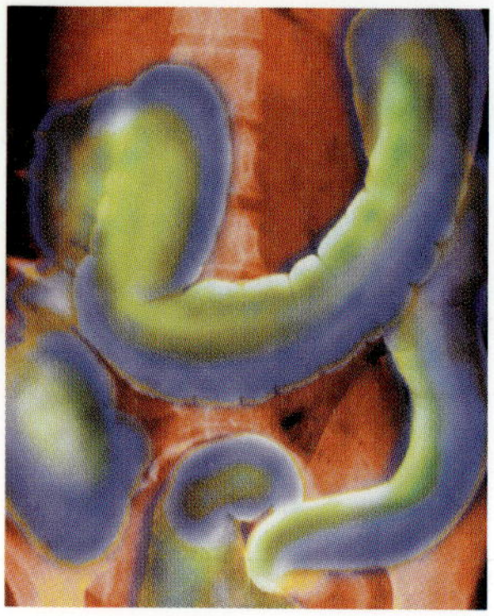

Im Dickdarm werden die unverdaulichen Nahrungsreste durch Wasserentzug eingedickt.

Ein Quadratmillimeter der Dünndarmschleimhaut kann bis zu 40 Zotten und etwa 200 Millionen Mikrovilli haben. Mit bloßem Auge betrachtet, hat die Schleimhaut deshalb ein samtartiges Aussehen.

Dünn- und Dickdarm

Aufbau und Funktion

Der drei bis fünf Meter lange Dünndarm wird in drei Abschnitte aufgeteilt: Zwölffingerdarm (Duodenum, siehe Seite 24), Leerdarm (Jejunum), Krummdarm (Ileum). Das auf den Zwölffingerdarm folgende Jejunum nimmt etwa die ersten zwei Fünftel des Dünndarms ein. Das Ileum mündet mit einer Art Ventil (Bauhinsche Klappe) im rechten Unterbauch in den Dickdarm. Um den Austausch von täglich etwa acht Litern Flüssigkeit, Mineralien und Nährstoffen zu bewerkstelligen, ist die Schleimhautoberfläche des Dünndarms stark vergrößert. In das Darminnere ragen fingerförmige Ausstülpungen, die Zotten. Sie sind wiederum mit kleineren Ausstülpungen, den Mikrovilli, übersät. In der Dünndarmwand befinden sich Längs- und Ringmuskeln zur Misch- und Transportfunktion. Die Mischaktionen bewegen den Darminhalt, besonders nach einer Mahlzeit, pendelartig vor und zurück, so dass ein möglichst intensiver Kontakt des Nahrungsbreis mit der Schleimhaut gewährleistet ist. Vor allem zwischen den Mahlzeiten zieht sich die Muskulatur ringförmig zusammen; dieser Ring wandert nach unten und befördert den Nahrungsbrei zum Dickdarm. Auch im Schlaf laufen diese Bewegungen weiter ab, um alle Nahrungsreste zu beseitigen und eine bakterielle Überwucherung des Dünndarms zu verhindern.

Der Dickdarm

Die Aufgabe des Dickdarms besteht darin, den unverdaulichen Nahrungsresten Wasser und Mineralien zu entziehen, nachdem die Verdauung und Aufnahme von Nährstoffen im Dünndarm abgeschlossen ist. Die unverdaulichen Nahrungsreste werden zusätzlich durch Bakterien zersetzt. Der Dickdarm ist etwa 1,5 Meter lang. Im rechten Unterbauch mündet seitlich der Dünndarm in den Dickdarm ein, dadurch entsteht ein »blindes« Ende, der Blinddarm (Coecum). An diesem Blinddarm hängt der etwa zehn Zentimeter lange Wurmfortsatz (Appendix). Der Dickdarm steigt dann in der rechten Bauchhöhle nach oben (Colon ascendens), macht unterhalb der Leber eine Kurve und zieht im Oberbauch zur linken Seite (Colon transversum); unterhalb der Milz macht er eine Kurve nach unten (Colon descendens) und zieht in einer S-förmigen Schlinge (Sigma) zum Mastdarm (Rektum) und zum Dickdarmende (After). Die Dickdarmschleimhaut hat im Vergleich zur der des Dünndarms eine deutlich geringere Oberflächenvergrößerung. Die Muskelwand des Dickdarms besteht aus einer äußeren Längs- und einer inneren Ringschicht, die für die Durchmischung des Stuhls bzw. für dessen Weitertransport sorgen.

Blinddarmentzündungen spielen sich nur im Wurmfortsatz ab; bei der Blinddarmoperation wird auch nur dieser Wurmfortsatz (Appendix) entfernt.

Der Mastdarm

Der Mastdarm hat drei Krümmungen und sechs bis acht Zentimeter vom After entfernt einen Knick. Oberhalb des Knicks liegt ein stark erweiterungsfähiger Darmabschnitt (Ampulla recti), dessen Dehnung Stuhldrang erzeugt. Unterhalb des Knicks tritt der Mastdarm durch den Beckenboden zum After, dieser Abschnitt wird als Analkanal bezeichnet. Er wird durch einen Schließmuskel verschlossen: Der innere Teil ist dem vom Willen unabhängigen (autonomen) Nervensystem unterworfen, der äußere Teil kann bewusst zusammengezogen und entspannt werden. Der innere Schließmuskel ist normalerweise angespannt und verhindert unkontrollierten Stuhlabgang. Ein weiterer für die Verschlussfunktion sehr wichtiger Muskel (Puborectalis) umspannt den Mastdarm und zieht ihn nach vorne.

Normalerweise ist der Mastdarm leer. Entweder durch eine zunehmende Füllung des rechten Dickdarms oder als Reaktion auf Nahrungszufuhr in den Magen zieht sich der linke Dickdarm zusammen und befördert Stuhl in den Mastdarm. Durch dessen Füllung entspannt sich der innere Schließmuskel und löst so den Stuhldrang aus, aber erst, wenn 100 bis 200 Milliliter Stuhl in den Mastdarm gelangt sind. Anschließend erfolgt dann der bewusste Vorgang des Stuhlgangs, Defäkation genannt.

Durch Bewusstwerden des Stuhldrangs spannt man reflexartig den äußeren Schließmuskel an. Erst wenn man zum Stuhlgang bereit ist, entspannt sich zunächst der Puborectalmuskel, der Mastdarm wird gerade. Dann entspannt sich der äußere Schließmuskel, der linke Dickdarm zieht sich zusammen und befördert den Stuhl durch den Mastdarm hinaus.

Was ist normaler Stuhlgang?

Wichtig für einen normalen Stuhlgang sind die folgenden Faktoren:

- **Stuhlfrequenz**
In den industrialisierten Ländern gilt dreimal pro Tag bis einmal alle drei Tage als normal (in anderen Kulturen zum Teil wesentlich längere Abstände).

- **Stuhlmenge**
Täglich etwa 300 bis 500 Gramm entsprechen der Norm.

- **Stuhlkonsistenz**
Geformter, nicht zu harter Stuhl gilt als normal; harter, oft schafkotartiger Stuhl weist auf Verstopfung hin, sehr weicher oder wässriger auf Durchfall.

- **Transitzeit**
Für den Weg der Nahrung vom Mund bis zum After werden im Durchschnitt 50 bis 150 Stunden angesetzt (für Flüssiges und Festes unterschiedlich).

Die Darmflora – eine Welt für sich

Die plötzliche Umstellung z. B. auf ballaststoffreiche Kost kann für die Darmflora problematisch sein und mit Beschwerden einhergehen. Erst wenn die Darmflora sich auf das erhöhte Angebot an Ballaststoffen eingestellt hat, normalisiert sich die Verdauung wieder. Ernährungsänderungen sollten daher immer nur schrittweise erfolgen.

Der Dickdarm des Menschen wird von etwa 100 000 Millionen Bakterien pro Gramm Darminhalt bewohnt. Der Mensch als Wirt bietet den Bakterien Schutz, Wärme und Nahrung. Die Gäste revanchieren sich dadurch, dass sie wichtige Nährstoffe liefern, beim Aufbau der Darmschleimhaut mithelfen und unliebsame oder gefährliche Eindringlinge in Schach halten. Eine gesunde Darmflora ist der effektivste Schutz vor der Außenwelt. Ein Orts- oder Klimawechsel kann die Darmflora und damit die Verdauung durcheinander bringen, denn die ca. 400 verschiedenen im Darm ansässigen Bakterienarten brauchen eine gewisse Zeit, um neu auftauchende »Kollegen« zu erkennen und sie dann bei sich einzureihen oder zu bekämpfen.
Aber auch bei der Verdauung spielt die Darmflora eine wichtige Rolle. Die Darmbakterien sind in der Lage, sich von Stoffen zu ernähren, die für den Darm unverdaulich sind. Vor allem Ballaststoffe, wie die unverdauliche Zellulose, werden durch die Bakterien verstoffwechselt, wobei für den menschlichen Körper wichtige Substanzen wie die Vitamine B12, K und Biotin gebildet werden. Durch die reichlich angebotene Nahrung vermehren sich die Darmbakterien so rasch, dass sie

einen großen Teil des Stuhls ausmachen. Normaler Stuhl besteht zu ca. 70 bis 80 Prozent aus Wasser, die restlichen festen Bestandteile sind je zur Hälfte Darmbakterien und unverdauliche Ballaststoffe.

Störung der Darmflora durch Medikamente

Durch die Einnahme von Antibiotika kann es zu einem Ungleichgewicht in der Zusammensetzung der Darmflora kommen, da Antibiotika nicht alle Bakterien in gleichem Maß angreifen. Oft ist Durchfall die Folge. Nach Absetzen des entsprechenden Mittels stellt sich das Gleichgewicht meist wieder her, die Verdauung normalisiert sich. In seltenen Fällen gewinnt das Bakterium Clostridium difficile die Oberhand über alle anderen Bakterien, und es kann zu schwersten entzündlichen Veränderungen der Darmschleimhaut kommen. Deshalb muss unbedingt vor dem unkritischen Einsatz von Antibiotika gewarnt werden. Man riskiert durch eine Schädigung der Darmflora Durchfall, Darmentzündungen sowie eine Schwächung des Immunsystems und damit eine erhöhte Anfälligkeit für neue Infektionen. Nach Durchfall oder Antibiotikatherapie können z. B. Laktobazillen, medizinische Trockenhefe sowie Bifidusbakterien eingesetzt werden, um die Darmflora positiv zu beeinflussen. Der Anteil der Laktobazillen und Bifidusbakterien in der Darmflora kann auch durch Laktulose erhöht werden.

Beschwerden und häufige Erkrankungen von Dünn- und Dickdarm

Grundsätzlich sind auch im Dünn- und Dickdarmbereich funktionelle Störungen allein aufgrund der Beschwerden von organischen Erkrankungen nicht zu unterscheiden. Da sich Dünn- und Dickdarm in der gesamten Bauchhöhle verteilen, können die Beschwerden im gesamten Bauchbereich sein. Ein wichtiges, aber nicht beweisendes, Kriterium für Darmerkrankungen ist die Veränderung des Stuhlgangs. Weil die Symptomatik der Darmerkrankungen so unspezifisch ist, sollte bei lang anhaltenden Beschwerden eine genaue Diagnose angestrebt werden, um schwere organische Erkrankungen ausschließen zu können.

Die Darmflora ist ein sehr empfindliches Biotop aus Milliarden von Bakterien und Pilzen. Ein Teil der Darmflora wird über den Stuhl ausgeschieden, wobei hier die Zusammensetzung der verschiedenen Bakterien und Pilze nicht der im Darm entspricht. Außerdem hat jeder Darmabschnitt seine eigene spezielle Flora.

Wird die Darmflora im Labor untersucht, ist sie mit der Flora in den verschiedenen Darmabschnitten nicht mehr vergleichbar. Eine Stuhluntersuchung darf nicht älter als zwei Stunden sein und kann nur eine verwertbare Aussage über wirklich krank machende Keime treffen.

Verstopfung (Obstipation)

Viele Medikamente verursachen Verstopfung, z.B. starke Schmerzmittel, kodeinhaltige Hustenblocker, aluminiumhaltige Antazida, Beta-Blocker, Blutdruckmittel, Antidepressiva u.v.a.m.

Bei der chronischen Obstipation handelt es sich um ein zu langes Verweilen von Stuhl im Dickdarm, begleitet von einer meist schwierigen Entleerung eines harten, oft schafkotartigen Stuhls. Die Stuhlfrequenz kann dabei unterschiedlich sein – in der Regel sind es weniger als drei Stühle pro Woche, aber auch drei am Tag sind möglich. Oft treten Völlegefühl und allgemeines Unwohlsein hinzu.
Die chronische Obstipation ist eine häufige Gesundheitsstörung, wobei die Dunkelziffer sehr hoch liegen dürfte, da die meisten Menschen wegen einer Obstipation nie den Arzt aufsuchen. Betroffen sind vor allem Frauen, Kleinkinder sowie Männer und Frauen jenseits des 65. Lebensalters. Schwangere klagen oft über Verstopfung; sie ist auch ein häufiges Problem nach Operationen oder nach einer Entbindung.

Ursachen der Verstopfung

Die normale Transitzeit eines festen Nahrungsmittels beträgt vom Mund bis zum After 24 bis 48 Stunden; bei der chronischen Obstipation können es 60 bis 120 Stunden oder mehr werden. Dabei gibt es unterschiedliche Formen der Transitverzögerung: verzögerter Stuhltransport durch den ganzen Dickdarm oder verzögerte Entleerung durch Störungen im Mastdarmbereich.

Während der Nahrungsbrei den Dickdarm passiert, wird ihm Flüssigkeit entzogen und damit der Stuhl produziert. Sobald der Stuhl den Mastdarm erreicht, ist er eine solide Masse fast ohne Flüssigkeit. Verstopfung entsteht, wenn dem Stuhl zu viel Flüssigkeit entzogen wird, meist durch zu träge Muskelbewegungen des Dickdarms. Aber auch zu starke Darmtätigkeit kann Verstopfung auslösen: Auch hier wird zu viel Flüssigkeit entzogen.

▶ Falsche Ernährung

Die häufigste Ursache einer Verstopfung ist eine Ernährung mit zu wenig Ballaststoffen und zu viel Fett sowie der übermäßige Genuss von Fleisch, Eiern und Käse. Die voluminöse und weiche Konsistenz von Ballaststoffen verhindert einen harten und trockenen Stuhl. Allein durch Ballaststoffe kann eine Verstopfung jedoch nicht bei allen Betroffenen verhindert werden. Bei Obstipation infolge eines verlangsamten Stuhltransportes müssten Ballaststoffe oft in einer Dosierung eingenommen werden, die mit einer normalen Ernährung nicht mehr vereinbar wäre; auch führen solche Mengen fast immer zu Beschwerden wie Blähungen und Aufgetriebensein.

▶ Zu wenig Flüssigkeit

Der Körper braucht viel Flüssigkeit, auch zur Stuhlbildung. Bei zu wenig Flüssigkeitszufuhr wird der Stuhl hart, der Transport erschwert.

▶ Mangelnde Bewegung

Heutzutage wird die meiste Zeit sitzend verbracht. Durch zu wenig Bewegung wird die Muskulatur immer schlaffer, aber gerade die Bauchmuskulatur spielt bei der Stuhlentleerung eine wichtige Rolle.

▶ Änderungen im Lebensrhythmus

Viele leiden unter Verstopfung, wenn sie auf Reisen sind, weil die gewohnte Ernährung und der normale Tagesrhythmus unterbrochen sind. Oft genügt auch die Abneigung gegen fremde oder unsaubere Toiletten. Beim Auslassen einer Mahlzeit fehlt der fördernde Einfluss einer Magendehnung auf die Darmentleerung, regelmäßige Mahlzeiten können eine Verstopfung verhindern helfen.

▶ Nichtbeachten oder Unterdrücken des Stuhldrangs

Oft wird der Stuhldrang, aus Zeitgründen oder weil man erst zu Hause die Toilette benützen will, unterdrückt: Der Mastdarm gewöhnt sich zunehmend an die verstärkte Dehnung, es wird dann eine immer stärkere Füllung notwendig, bevor Stuhldrang ausgelöst wird.

▶ Unkontrollierter Gebrauch von Abführmitteln

Der Missbrauch von Abführmittel ist weit verbreitet (aufgrund des falschen Wunschs, täglich Stuhlgang haben zu müssen). Meist sind Abführmittel – auch pflanzliche – jedoch nicht notwendig und können eine Gewöhnung auslösen. Der Dickdarm verlässt sich auf Abführmittel, um einen Stuhlgang zu produzieren, und stellt seine normale Funktion völlig ein. In ähnlicher Weise können auch Einläufe die normalen Bewegungsabläufe des Dickdarms stören.

▶ Viele Erkrankungen des Nervensystems und des Stoffwechsels sowie hormonelle Störungen können eine Verstopfung verursachen: z. B. multiple Sklerose, Morbus Parkinson, Schlaganfall, Verletzungen des Rückenmarks, Diabetes mellitus, Unter- oder Überfunktion der Schilddrüse, Nierenversagen, Amyloidose, Lupus, Sklerodermie.

▶ Organische Erkrankungen des Darms können auch eine Verstopfung bewirken: z. B. Dickdarmkrebs, Engstellungen bei Divertikulose oder Divertikulitis und größere Polypen.

Ältere Menschen neigen eher zu Verstopfung, da sie oft zu wenig essen und infolge Zahnproblemen oder Zahnverlust weiche, ballaststoffarme Kost bevorzugen. Außerdem wird bei ihnen oft durch zu geringe Flüssigkeitszufuhr dem Darm zusätzlich Flüssigkeit entzogen, um andere Organe des Körpers ausreichend zu versorgen.

Auch bei übermäßigem Gebrauch von pflanzlichen Abführmitteln kann es zu einem Wasser- und Salzverlust kommen, der weit reichende Folgen für den Körper hat. Es können Funktionsstörungen von Nerven, Herz und Nieren verursacht werden.

Schmerzhafte Entzündungen, Hämorrhoidalleiden und Funktionsstörungen im Analbereich können ebenfalls zu einer Verstopfung führen. Näheres dazu im Kapitel »Analbereich«, Seite 84.

Vor allem wenn Sie zusätzlich zur Ernährung Ballaststoffe oder Quellstoffe wie Weizenkleie oder Flohsamen einnehmen, muss unbedingt für eine ausreichende Flüssigkeitszufuhr gesorgt werden, da es sonst zu »Verklumpungen« mit Passagebehinderung und sogar zum Darmverschluss kommen kann.

Komplikationen einer Verstopfung

Manchmal kann eine Verstopfung zu Komplikationen führen. Dies sind vor allem die Entwicklung von Hämorrhoidalbeschwerden oder Schleimhauteinrisse im Analkanal. Manchmal kann durch zu starkes Pressen ein Anteil des Mastdarms durch den After rutschen, genannt Mastdarmvorfall oder Rektumprolaps. Meistens rutscht der Mastdarm wieder zurück oder kann zurückgedrückt werden, manchmal kann es zu einer Einklemmung oder zu einem ständigen Vorfall kommen, dann sind chirurgische Verfahren notwendig. Wenn die Verstopfung so ausgeprägt ist, dass sich so genannte Kotsteine bilden und den Mastdarm völlig abdichten, hilft oft nur ein Klistier oder ein Ausräumen des Mastdarms durch den Arzt. Eine chronische Verstopfung kann das Risiko zur Entstehung eines Dickdarmkrebses erhöhen.

Das können Sie selbst tun

- Stellen Sie Ihre Ernährung auf ballaststoffreiche Kost mit Obst, Gemüse und Vollkornprodukten um. Durch eine erhöhte Aufnahme von Ballaststoffen und der damit verbundenen Erhöhung der Stuhlmenge kann eine Beschleunigung des Stuhltransports erreicht werden. Die empfohlene Ballaststoffmenge liegt bei etwa 20 bis 35 Gramm pro Tag (z.B. je 250 Gramm Gemüse und Obst, je 200 Gramm Kartoffeln und Vollkornbrot). Steigern Sie die Menge nur langsam, um Blähungen und Leibschmerzen zu verhindern.
- Trinken Sie ausreichend Flüssigkeit, mindestens zwei Liter täglich (z.B. Kräutertee, Fruchtsäfte, Mineralwasser, Suppen). Meiden Sie Koffein- und Alkoholhaltiges (entzieht dem Körper Wasser) sowie Kakao, schwarzen Tee und Rotwein (stopfen).
- Sorgen Sie für ausreichende Bewegung. Das wirkt sich positiv auf Darm und Psyche aus. Fahrradfahren, Schwimmen, leichtes Joggen, tägliche Spaziergänge sind ideal. Trainieren Sie Ihre Bauchmuskeln.
- Nehmen Sie sich Zeit für den Stuhlgang. Achten Sie auf den Stuhldrang, der oft durch Essen oder Trinken ausgelöst wird.
- Erziehen Sie Ihren Darm zur Regelmäßigkeit. Suchen Sie sich eine Mahlzeit aus, nach der Sie genügend Zeit haben. »Eichen« Sie Ihren

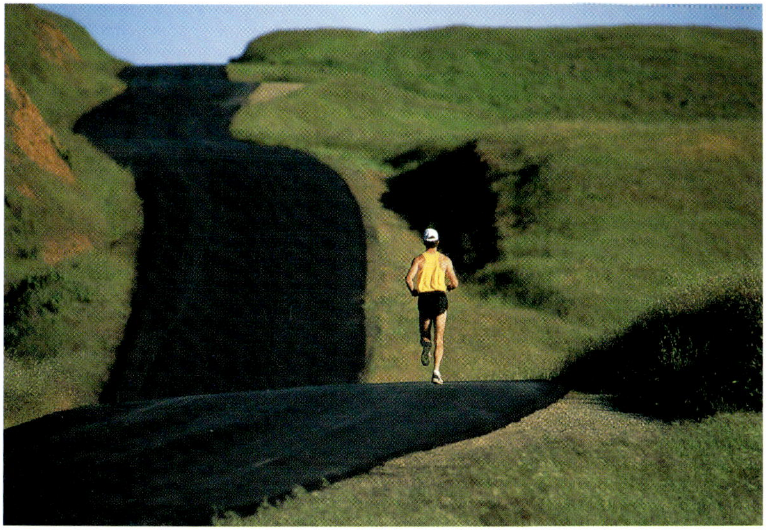

Um Ihren Darm auf Trab zu halten, sollten Sie für möglichst viel Bewegung sorgen. Ein moderates Ausdauertraining unterstützt die gesamten Darmfunktionen – insbesondere die Darmmotilität (Darmbeweglichkeit).

Darm auf diesen Zeitpunkt, indem Sie regelmäßig die Toilette aufsuchen und dort etwa zehn Minuten sitzen bleiben.

- Meiden Sie übermäßiges Pressen beim Stuhlgang.
- Stellen Sie einen Hocker vor die Toilettenschüssel, wenn Sie Probleme beim Stuhlgang haben oder Ihre Toilettenschüssel so hoch ist, dass die Füße baumeln, um so in die natürliche Hockposition zu kommen.
- Nehmen Sie Abführmittel nur im Ausnahmefall und nach Absprache mit Ihrem Arzt. Wenn Abführmittel notwendig werden, bevorzugen Sie osmotische Mittel (mit Milchzucker, Mannitol, Macrogol, Glaubersalz, Laktulose), die Wasser im Darm zurückhalten.
- Informieren Sie Ihren Arzt über Ihre Obstipationsneigung, damit er, falls möglich, stopfende Medikamente erst gar nicht rezeptiert. Wenn Sie glauben, auf ein Medikament mit Verstopfung zu reagieren, teilen Sie dies dem Arzt mit, damit er nach möglichen Alternativen sucht.

Die besten Hausmittel und Medikamente

In der Natur gibt es eine Unzahl an Stoffen, die einen abführenden Effekt haben. Einige Obst- und Gemüsesorten wirken in entsprechender Zubereitung abführend, vor allem Sauerkraut-, Pflaumen- und Holun-

Abführmittel mit darmirritierenden Inhaltsstoffen wie Sennesblättern, Rhabarberwurzel, Aloe oder Faulbaumrinde sollten gemieden werden, da sie zu einem übermäßigen Wasser- und Elektrolytverlust führen können; auch sollen sie das Risiko für Dickdarmkrebs erhöhen.

Für eine vollständige Darmentleerung: Lösen Sie 50 Gramm Mannit in 1/2 Liter Wasser oder Tee auf (eventuell mit Zitronensaft), und trinken Sie die Lösung möglichst schnell. Bei zu geringem Effekt können Sie dies noch 1- bis 2-mal wiederholen.

Achten Sie bei der Substanzwahl auf Verträglichkeit und Unbedenklichkeit. Allen pflanzlichen und chemischen Abführmitteln ist gemeinsam, dass die regelmäßige und langfristige Einnahme zu einem Gewöhnungseffekt führt. Der Darm stellt dann seine normale Funktion ein.

dersaft. Frische und getrocknete Feigen, Pflaumen und Aprikosen wirken bekanntermaßen verdauungsanregend. Drastischer ist der Effekt von Rizinusöl. Ein Esslöffel Rizinusöl behebt fast jede akute Verstopfung, ist zum regelmäßigen Gebrauch jedoch nicht geeignet.
Erst nach Ausschöpfen der genannten Maßnahmen und dem Versuch mit Hausmitteln sowie nach Ausschluss organischer Ursachen sollten Medikamente Verwendung finden.

- Pflanzliche Quellstoffe (z.B. Weizenkleie, Leinsamen, Indische Flohsamenschalen): keine Nebenwirkungen, können unbedenklich längere Zeit eingenommen werden, fördern den Stuhlgang, indem sie Wasser binden, das Stuhlvolumen erhöhen und den Transport verbessern
- Gleitstoffe: vor allem Glyzerin, das in Form von Zäpfchen kurzfristig angewendet werden kann
- Darmirritierende Mittel: pflanzliche (Sennesblätter, Rhabarberwurzel, Aloe) und chemische Mittel verhindern die Abgabe von Wasser in den Körper und können sogar dem Körper Wasser entziehen; unkontrollierter Gebrauch kann zu Störungen des Wasser- und Elektrolythaushalts, Darmwandreizungen mit Bauchkrämpfen sowie einer Dunkelverfärbung des Dickdarms (durch Einlagerung eines melaninartigen Pigments in die Schleimhaut) führen
- Osmotische Mittel (Milchzucker, Laktulose, Mannit, Glaubersalz, Macrogol): halten Wasser im Darm zurück, können bei zu langem Gebrauch und zu hoher Dosierung den Wasser- und Elektrolythaushalt stören; Laktulose und Milchzucker können Blähungen verursachen

Wann Sie unbedingt zum Arzt sollten

Verstopfung ist meist nur ein vorübergehender, nicht ernsthafter Zustand durch falsche Ernährung, zu wenig Flüssigkeit und Bewegung. Wenn jedoch die Verstopfung länger anhält und alle Allgemeinmaßnahmen innerhalb von drei Wochen keine Besserung bringen, sollten Sie, bevor Sie zu einem Abführmittel greifen, den Arzt um Rat fragen, da auch eine organische Erkrankung des Dickdarms oder eine Stoffwechselstörung die Ursache sein kann. Wenn die Verstopfung plötzlich auftritt und mit Beschwerden verbunden ist, sollten Sie ebenfalls einen Arzt aufsuchen – nur er kann schwer wiegende Erkrankungen ausschließen und geeignete therapeutische Maßnahmen verordnen. Eine gewissenhafte Diagnostik ist möglichst rasch erforderlich, wenn Sie Blut im Stuhl sehen oder verstecktes (okkultes) Blut nachgewiesen wird. Informieren Sie immer Ihren Arzt, wenn Sie eine solche Beobachtung gemacht haben, und lassen Sie regelmäßig den Stuhl auf okkultes Blut untersuchen.

Ursache von Durchfall ist entweder eine Störung der Osmose, der Sekretion oder der Motilität (Beweglichkeit) des Darms, häufig ist es eine Kombination von zwei oder drei der genannten Ursachen.

Durchfall (Diarrhö)

Durchfall ist keine Krankheit, sondern Symptom einer zugrunde liegenden Erkrankung. Die exaktere Definition von Durchfall richtet sich nach Stuhlkonsistenz und Stuhlgewicht. Demnach wäre Durchfall breiiger oder flüssiger Stuhl bei mehr als drei Viertel der Entleerungen mit einem täglichen Stuhlgewicht von mehr als 300 Gramm.

Ursachen des Durchfalls

▶ Störung der Osmose:
Die Schleimhaut des Dünn- und Dickdarms ist eine halbdurchlässige Membran, durch die Flüssigkeiten, aber keine Elektrolyte, ausgetauscht werden. Die Elektrolyte bilden den osmotischen Druck, d.h., eine hohe Konzentration an Elektrolyten macht einen hohen osmotischen Druck. Über die Membran versucht der Körper, durch Flüssigkeitsaustausch einen Druckausgleich zu erreichen. Bei hohem osmotischen Druck fließt vermehrt Flüssigkeit in den Darm, die dann Durchfall verursacht (z.B. bei Laktoseintoleranz, Zöliakie, magnesiumhaltigen Antazida, chronischer Bauchspeicheldrüsenentzündung). Besserung durch Fasten.

▶ Störung der Sekretion:
Zellen der Dünndarmschleimhaut transportieren Flüssigkeiten und Nährstoffe aus dem Darm in den Blutkreislauf und umgekehrt. Normalerweise wird deutlich mehr Flüssigkeit aufgenommen, als in den Darm abgegeben wird. Unter bestimmten Umständen (z.B. durch Gifte von Choleraerregern oder Salmonellen) kann es zu einer vermehrten Flüssigkeitsabgabe (-sekretion) in den Darm kommen. Keine Besserung durch Fasten.

▶ Störung der Motilität:
Zu schnelle Passage des Nahrungsbreis durch den Dünndarm führt zu einer unvollständigen Aufnahme von Flüssigkeiten und Nährstoffen, der Dickdarm ist dann nicht mehr in der Lage, alle Flüssigkeit aufzunehmen. Ursache ist z.B.eine Überfunktion der Schilddrüse oder eine psychische Ausnahmesituation.

Besonderes Kennzeichen der chronischen funktionellen Diarrhö sind zwei bis vier Durchfälle am Vormittag innerhalb von ein bis zwei Stunden. Der erste Stuhl ist normal, der zweite weich, der dritte wässrig. Auch bei längerer Dauer treten keine Mangelerscheinungen und keine Gewichtsabnahme auf.

Auch bei chronischem Alkoholgenuss kann es zu anhaltendem Durchfall kommen. Nicht zu vergessen sind chronische Durchfälle bei Missbrauch von Abführmitteln, vor allem bei schlanken Frauen, die über Gewichtsprobleme klagen.

Akute Diarrhö

Der akute Durchfall wird meist durch eine Infektion, verdorbene Lebensmittel oder psychische Belastung ausgelöst. Es handelt sich fast immer um eine sekretorische Diarrhö mit Übelkeit, Erbrechen, Bauchschmerzen und Fieber. Die Beschwerden vergehen meist ohne spezielle Behandlung.

Chronische Diarrhö

Wenn Durchfall mehr als zwei Wochen dauert oder immer wiederkehrt, muss von einer chronischen Diarrhö ausgegangen werden, die meist funktionell oder osmotisch bedingt ist. Die häufigste Ursache ist der Reizdarm (siehe Seite 68). Der chronische Durchfall verlangt dennoch eine genaue Diagnostik, da sich hinter ihm auch schwere Erkrankungen verbergen können. Durchfall ist oft das einzige Symptom eines Darmkrebses. Chronischer Durchfall, oft verbunden mit allgemeinem Krankheitsgefühl, Bauchschmerzen und manchmal Blut im Stuhl, ist typisch für Morbus Crohn oder Colitis ulcerosa (siehe Seite 75).
Weitere häufige Ursachen: Laktoseintoleranz, Zöliakie, chronische Bauchspeicheldrüsenentzündung, Durchblutungsstörungen des Darms, Divertikulitis, bestimmte Inhaltsstoffe von Nahrungsmitteln (z. B. künstliche Süßstoffe wie Sorbit in Kaugummis) oder hochkalorische Eiweißnahrung (Astronautenkost). Aber auch Medikamente können Durchfälle auslösen: Antibiotika, Herzmittel (z. B. Chinidin), Schmerzmittel (z. B. Indometazin, Diclofenac), Magenmittel (magnesiumhaltige Antazida, Misoprostol), Zytostatika (Mittel zur Krebsbehandlung). Informieren Sie immer den Arzt, wenn Sie im Zusammenhang mit der Einnahme von Medikamenten Durchfall bekommen.

Das können Sie selbst tun

Es gibt nur wenige Verhaltensmaßregeln, da akuter Durchfall meist in kurzer Zeit von allein beendet ist oder bei längerer Dauer eine Verschlechterung des Allgemeinzustandes entsteht, was eingehende Untersuchungen erfordert. Da Durchfall oft eine Selbsthilfemaßnahme des Körpers darstellt, um die Gifte oder Erreger aus dem Körper zu vertreiben, sollte nicht sofort mit drastischen Mitteln versucht werden, den Durchfall zu stoppen. Hier einige unterstützende Maßnahmen, vor allem bei akutem Durchfall:

- Legen Sie sich hin, und halten Sie den Bauch warm, z. B. mit Heizkissen oder Wärmflasche, das beruhigt den Darm. Durch Flüssigkeitsverlust und Anstrengung ist meist auch der Blutdruck niedrig.
- Die wichtigste Maßnahme bei akutem Durchfall ist der Ersatz von Flüssigkeiten und Elektrolyten, um eine Austrocknung des Körpers zu verhindern (besonders Kinder und ältere Menschen sind sehr gefährdet). Am besten trinken Sie ständig schluckweise gesüßten Kräutertee, schwarzen Tee, stilles Mineralwasser mit Fruchtsaft oder isotonische Sportgetränke. Bei starkem Durchfall sollten Sie bis zu fünf Liter am Tag trinken.
- Wenn Sie Appetit haben, essen Sie klare Suppen, am besten Gemüsebrühen mit viel Salz und wenig Gewürzen, eventuell mit etwas Reis.
- Da der Körper mit Hilfe des Durchfalls versucht, Bakterien und Gifte auszuscheiden, sollte man dies nicht unbedingt sofort unterdrücken. Meiden Sie zunächst Schokolade, Bananen, Kohletabletten oder stärker wirksame Medikamente.
- Da der Darm irritiert ist, sollten Sie alles Blähende meiden, z. B. stark kohlensäurehaltige Medikamente, Vollkornprodukte, Kohl usw.
- Bei irritiertem oder entzündetem Dünndarm kann es zu einer Aktivitätsminderung des milchzuckerspaltenden Enzyms Laktase kommen. Dies kann auch bei Menschen, die normalerweise Milch vertragen, den Durchfall noch verstärken. Meiden Sie daher Milchprodukte.

Wenn Sie die Toilette mit anderen Familienmitgliedern teilen, waschen Sie sich nach dem Stuhlgang immer gut die Hände, und desinfizieren Sie Türklinke, Armaturen und Toilettenbrille mit Desinfektionsspray oder Alkohol (ersatzweise hochprozentigem Schnaps oder Parfüm).

Die besten Hausmittel und Medikamente

Medikamente sollten nur bei länger anhaltendem Durchfall zum Einsatz kommen, und auch nur, wenn die Ursache des Durchfalls geklärt ist (Ausnahme: funktioneller Durchfall im Rahmen des Reizdarms).

- Quellstoffe: helfen nicht nur bei Verstopfung, sondern binden bei Durchfall überschüssige Flüssigkeit
- Saccharomyces boulardii: Extrakt aus lebenden Hefezellen zur Vorbeugung gegen Reisediarrhö und antibiotikabedingten Durchfall

Zu Beginn eines Durchfalls ist meist die Ursache nicht bekannt. Sie sollten daher für andere keine Speisen zubereiten, bevor eine ansteckende Darmerkrankung ausgeschlossen ist.

Colestyramin, das Gallensäuren bindet, kann bei Durchfall infolge eines Gallensäureverlusts (nach Entfernung oder bei Entzündung des letzten Dünndarmabschnitts) erfolgreich eingesetzt werden.

Besonders wenn schwere Durchfälle nach einem Aufenthalt in den Tropen auftreten, sollte sofort ein Arzt aufgesucht werden, da die Ursache gefährliche Erreger, u. a. auch die der Malaria, sein können.

- Opiumabkömmlinge (z. B. Diphenoxylat, Loperamid): wirken durch eine Bewegungshemmung des Darms; Loperamid stärkt den Schließmuskel (geeignet für Durchfall mit starkem Stuhldrang, Inkontinenz)
- Aluminiumhaltige Antazida: bei Durchfall mit säurebedingten Beschwerden
- Adstringierende Substanzen (z. B. Tannalbin, Eichenrinde): bei entzündlich bedingten Durchfällen
- Medizinische Kohle: zur Bindung von Giftstoffen

Wann Sie unbedingt zum Arzt sollten

Ein akuter Durchfall vergeht normalerweise in drei Tagen. Länger als vier Tage bestehende, vermutlich durch Infektionen hervorgerufene Durchfälle bedürfen einer weitergehenden Klärung. Bei schwerem Krankheitsverlauf mit hohem Fieber oder auch blutigen Durchfällen sind sofort weitere Untersuchungen und eine Behandlung notwendig. Bei schweren Bauchkrämpfen, Hautausschlag, Gelbverfärbung der Haut und Augäpfel, Dunkelfärbung des Urins oder extremer Schwäche sollten Sie sofort zum Arzt. Bei Kleinkindern und älteren Menschen, die Begleiterkrankungen haben, besteht die Gefahr einer Austrocknung. Das ist ein medizinischer Notfall!

Blähungen (Meteorismus)

Jeder hat irgendwo im Magen-Darm-Trakt Luft und entlässt sie nach oben durch Aufstoßen und, im Durchschnitt 10- bis 15-mal täglich, nach unten über den After (Flatulenz). Der teils unangenehme Geruch von Darmgasen kommt von Bakterien im Dickdarm, die schwefelhaltige Gase produzieren. Blähungen sind vor allem ein Symptom im Rahmen des so genannten Reizdarms, d. h. vorwiegend Folge funktioneller Dünn- und Dickdarmstörungen. Dabei haben Patienten mit Blähungsbeschwerden bei Reizdarm nicht unbedingt eine vermehrte Ansammlung von Darmgasen, sondern die Darmwand reagiert schon auf geringste Dehnungen »gereizt«.

Aufstoßen

Ein gelegentliches Aufstoßen während oder nach einer Mahlzeit ist völlig normal. Dadurch entweicht Luft, und die Dehnung des gefüllten Magens verringert sich: Es kommt zu spontaner Erleichterung. Ständiges Völlegefühl, wenn die Luft nicht entweicht, kann Ausdruck einer organischen Erkrankung, z. B. eines Zwölffingerdarmgeschwürs, sein, ist meist aber Folge eines Reizmagens. Beim so genannten Roemheld-Syndrom, das ständig Aufstoßen verursacht, kommt es durch extremes Luftschlucken und eine opulente Mahlzeit zu einer großen Luftansammlung im Magen mit Völlegefühl und Kurzatmigkeit, die einen Herzanfall vortäuschen können.

Der Begriff »Meteorismus« steht für abnorme Gasansammlungen im Magen-Darm-Trakt.

Aufgetriebensein

Man nimmt an, dass das Gefühl des Aufgetriebenseins die Folge einer Beweglichkeitsstörung im Rahmen eines Reizdarms (durch eine erhöhte Empfindlichkeit des Darms auf Dehnungsreize) ist. Vor allem im Bereich der Flexuren (Kurven des Dickdarms im rechten und linken Oberbauch) kann es durch das »Hängenbleiben« von Luft zu Beschwerden kommen.

Schmerzen der linken Dickdarmflexur können einen Herzinfarkt, Schmerzen der rechten Flexur eine Gallenkolik vortäuschen.

Flatulenz

Als ein häufiges Problem wird zu viel Luftabgang aus dem After angesehen, aber 10- bis 25-maliges, oft unbewusstes Entweichen von Luft ist normal. Ausgeprägte Flatulenz ist häufig die Folge eines Überangebots an Kohlenhydraten, einer schlechten Kohlenhydratverwertung oder einer überaktiven Darmflora.

Ursachen der Blähungen

- Verschlucken von Luft: Bei einem Schluckakt gelangen zwei bis drei Milliliter Luft in den Magen, bei hastigem Essen oder heftigem Atmen ein bis zwei Milliliter mehr. Im Liegen kann die Luft durch einen Ventilmechanismus nicht mehr zurückweichen und verbleibt im Magen.
- Luft in Nahrungsmitteln: Ein Apfel enthält z. B. 20 Prozent Luft; ein Viertel Liter Bier kann bei raschem Trinken einen halben Liter Kohlendioxid freisetzen.

Das Zurückweichen von Luft aus dem Magen nach oben erreicht man bei Erwachsenen und Säuglingen durch aufrechte oder leicht nach vorne gebeugte Haltung; Rückenlage fördert eher den Übertritt in den Darm.

Unverdauliche Kohlenhydrate kommen in Hülsenfrüchten und Ballaststoffen vor. Bei ihrer Verstoffwechselung entstehen Methan und Wasserstoff. Daher vertragen viele Menschen eine zu ballaststoffreiche Kost nicht und klagen über Blähungen und Bauchbeschwerden.

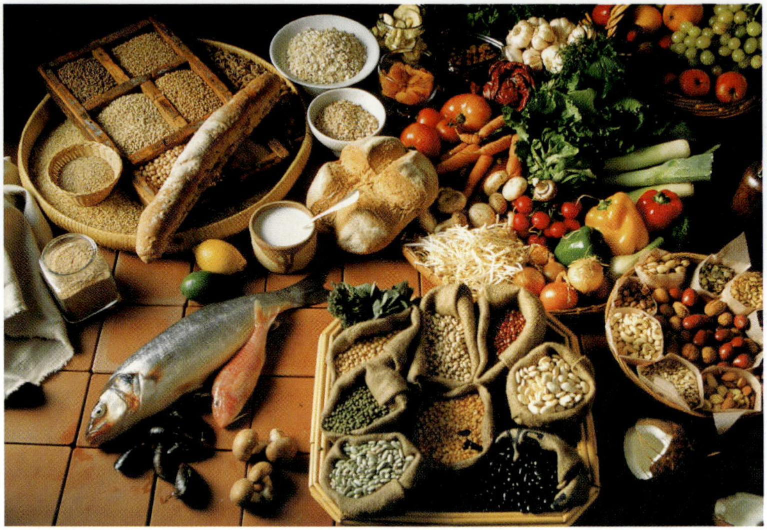

Störungen im Blutkreislauf der Verdauungsorgane, Leberschäden oder Herzmuskelschwäche können ebenfalls zu Blähungen führen. Akuter, massiver Meteorismus kann die Folge eines Darmverschlusses sein. Dies führt zum so genannten akuten Abdomen und muss sofort, je nach Ursache, chirurgisch oder intensivmedizinisch behandelt werden.

- Kohlendioxid: Im Zwölffingerdarm entsteht vor allem Kohlendioxid bei der Neutralisierung des sauren Magensafts. Es gelangt zwar sehr gut durch die Darmwand in den Blutkreislauf, aber bei vorübergehend großen Mengen infolge z. B. einer opulenten Mahlzeit entsteht ein Überangebot an Kohlendioxid. Die Folge: Blähungen.
- Künstliche Zuckerersatzstoffe (z. B. Sorbit), Säfte mit hohem Fruktoseanteil: Sie werden im Dünndarm nicht verstoffwechselt.
- Laktose: Es gibt sehr viele Menschen, denen Laktase, das Enzym zur Milchzuckerverdauung, ganz oder teilweise fehlt; es kommt zu Meteorismus nach dem Genuss milchzuckerhaltiger Speisen (siehe Seite 60).
- Störungen im Weitertransport des Darminhalts: In Bereichen, in denen Stuhl länger »liegen bleibt«, sammeln sich Fäulnisbakterien, z. B. bei ausgeprägter Darmdivertikulose (Ausbuchtungen der Darmwand).

Das können Sie selbst tun

Der Großteil der Blähungsbeschwerden wird durch falsche Ernährung und ungesunde Lebensweise verursacht.

- Die Ernährung sollte arm an unverdaulichen Bestandteilen und scharfen Gewürzen sein. Ein Übermaß an rohen Früchten oder ungekochtem Gemüse sowie Obst- und Gemüseschalen sollte vermieden werden. »Gaserzeugende« Gemüse sind vor allem Zwiebeln, Knoblauch, Kohl, Gurken mit Schale, Hülsenfrüchte (Linsen, weiße Bohnen), Radieschen. (Erlaubt sind gekochte Karotten, Spargel, zerkleinerter Spinat, grüne Bohnen, geschälte Tomaten oder geschältes Obst.)

▶ Meiden Sie grob geschrotete Vollkornprodukte vor allem in Verbindung mit rohem Obst, Nüssen oder Vollmilch.

▶ Meiden Sie Kaffee, Schokolade, gebratene oder zu fette Speisen sowie eiskalte Getränke.

▶ Essen Sie langsam, und kauen Sie bewusst!

▶ Wenn man zu Blähungen neigt, sollte man lieber mehrere kleine Mahlzeiten über den Tag verteilen; eine zu üppige Mahlzeit, vor allem spät abends, führt zu einer zu raschen Steigerung der Kohlendioxidproduktion im Zwölffingerdarm.

▶ Trinken Sie keine kohlendioxidhaltigen Getränke während der Mahlzeit, sondern erst eine Stunde später.

▶ Bewegen Sie sich nach dem Essen in der frischen Luft; dies fördert das Entweichen der Luft aus dem Magen und die bereits im Dickdarm befindlichen Gase können leichter »abgelassen« werden.

▶ Treiben Sie Sport – das fördert den Blutkreislauf im Bereich der Verdauungsorgane und damit einen besseren Gasaustausch. Kräftige Bauchmuskeln unterstützen die Darmbewegungen und verhindern so längeres Verweilen von Stuhl und die dadurch entstehende Gasbildung.

Wenn ein anfänglicher Versuch mit diesen Allgemeinmaßnahmen keine Besserung bringt, muss ein Arzt aufgesucht werden, der eine entsprechende, den Symptomen angepasste Diagnostik einleiten sollte. Es darf kein schwer wiegender organischer Befund übersehen werden, denn ganz harmlose Blähungen können durchaus das einzige Symptom eines Darmkrebses sein.

Die besten Hausmittel und Medikamente

Hier einige Tips, falls es trotz aller Vorbeugungsmaßnahmen zu Meteorismus mit Leibschmerzen und aufgetriebenem Bauch kommt.

▶ Sorgen Sie für ausreichende Bewegung an der frischen Luft; dabei können Sie versuchen, den Bauch etwas zu massieren. Oder legen Sie sich mit angezogenen Beinen auf den Rücken, und massieren Sie kreisförmig im Uhrzeigersinn.

▶ Die »gaslösende« Yogastellung: Auf den Rücken legen, die Arme zur Seite ausstrecken, die Beine anziehen, und die Knie abwechselnd nach rechts und links zum Boden bewegen.

Sollten alle genannten Allgemeinmaßnahmen nichts helfen, müssen Sie doch zu einem der nebenstehenden Medikamente zur Beseitigung der Blähungsbeschwerden greifen.

Medikamente gegen Blähungsbeschwerden

- **Pflanzliche Mittel:** enthalten vor allem Kümmel, Fenchel, Anis, Melisse und Pfefferminze, wirken krampflösend
- **Chemische Mittel:** mit Wirkstoff Simethicon; führt zu einer Oberflächenentspannung der schaumartigen Masse aus Luft und Verdauungssäften, löst die Bläschen auf, die Luft wird besser in den Blutkreislauf aufgenommen, der Darminhalt wird besser weitertransportiert
- **Kombinationspräparate:** mit Enzymen für schnellere Verdauung und Nahrungsaufnahme
- **Laktase:** sollte bei Blähungen infolge Milchzuckerunverträglichkeit der Nahrung zugesetzt werden
- **Pflanzliche Kombinationspräparate (z. B. Iberogast):** bei Aufstoßen und Blähungen; verbessern die Beweglichkeit des Verdauungsapparats
- **Kohlepräparate:** bei übelriechender Flatulenz

Als letzte Allgemeinmaßnahme bei Blähungen können Sie mit einem Klistier oder einem Abführzäpfchen versuchen, den Stuhlgang anzuregen und damit einen Abgang von Darmgasen zu erreichen.

- Als nächsten Schritt kann man eine Heizdecke oder Wärmflasche auf den Bauch legen, oder man nimmt ein warmes Bad.

Wann Sie unbedingt zum Arzt sollten

Blähungen sind meist harmlos, sie können aber auch das einzige Symptom einer schweren Erkrankung (z. B. Darmkrebs) oder einer Stoffwechselstörung (z. B. Sprue, Milchzuckerunverträglichkeit) sein. Bei häufigen Blähungen, die sich auch bei Anwendung aller Vorbeugungs- und Behandlungsmaßnahmen nicht bessern, müssen Sie zum Arzt.

Laktoseintoleranz

Laktoseintoleranz (Milchzuckerunverträglichkeit) bezeichnet die Unfähigkeit, Laktose (Milchzucker) in ausreichender Menge zu verdauen. Ursache ist ein Mangel des Enzyms Laktase, das normalerweise in bestimmten Zellen der Dünndarmschleimhaut gebildet wird. Laktase spaltet Milchzucker, ein so genanntes Disaccharid, in einfache Monosaccharide, die in den Blutkreislauf aufgenommen werden können. Wenn nicht genügend Laktase zur Milchzuckerverdauung vorhanden ist, kann dies zu sehr unangenehmen Bauchbeschwerden führen. Der unverdaute Milchzucker gelangt in den Dickdarm und wird dort von Bakterien verstoffwechselt. Es entsteht Wasserstoff, und zusätzlich wird Flüssigkeit im Darm zurückgehalten; dies führt zu Blähungen, Rumoren, Durchfall, aufgetriebenem Bauch und Übelkeit.

Es gibt auch eine Laktoseintoleranz ohne Laktasemangel. Ursache ist eine zu schnelle Passage des Nahrungsbreis durch den Dünndarm oder ein zu kurzer Dünndarm (nach Operationen). In beiden Fällen hat die Laktase eine zu kurze Einwirkungszeit, um den Milchzucker in seine verdauliche Form spalten zu können.

Ursachen der Laktoseintoleranz

Die primäre Laktoseintoleranz ist angeboren, das milchzuckerspaltende Enzym Laktase fehlt hingegen völlig. Die sekundäre Laktoseintoleranz wird verursacht durch entzündliche Erkrankungen wie z. B. Morbus Crohn (siehe Seite 75) oder durch Erkrankungen, die zu einer Verkleinerung der Resorptionsfläche führen wie z. B. Zöliakie (siehe Seite 62). Die erworbene Laktoseintoleranz ist die häufigste Form, sie tritt nur im Erwachsenenalter auf. Beim Säugling ist die Aktivität der Laktase am höchsten, da die Muttermilch sehr laktosehaltig ist. Dann nimmt die Laktaseaktivität immer weiter ab, besonders bei Menschen, die wenig Milchprodukte zu sich nehmen.

Behandlung einer Laktoseintoleranz

Durch eine individuelle Diät kann man die Beschwerden unter Kontrolle bringen und mit Enzympräparaten einen Laktasemangel ausgleichen. Meist muss Milchzucker nicht vollständig gemieden werden; bei jedem Betroffenen ist die Menge an Laktose, die vertragen wird, unterschiedlich. Gesäuerte Milchprodukte wie z. B. Joghurt sind meist verträglich, da die Milchsäurebakterien den Milchzucker verarbeiten und einige Joghurtkulturen selbst Laktase bilden können. Für Betroffene, die schon auf geringste Mengen von Laktose mit Beschwerden reagieren oder Probleme haben, die Laktosemenge in der Ernährung zu reduzieren, gibt es laktasehaltige Enzympräparate (z. B. Kerulac, Kerutabs, Lactrase). Da Sie bei einem Restaurantbesuch keine genaue Übersicht über die verwendeten Lebensmittel oder Zusatzstoffe haben können, sollten Sie immer Enzympräparate bereit haben.

Lesen Sie bei abgepackten Lebensmitteln immer die Auflistung der Zutaten. Molke, Quark oder Milchpulver bedeuten, dass Laktose enthalten ist. Viele Medikamente enthalten Laktose, bitten Sie also Ihren Arzt oder Apotheker, ein milchzuckerfreies Medikament auszuwählen.

Gluten, auch Klebereiweiß genannt, ist in Weizen, Roggen, Gerste, Hafer, Grünkern und Dinkel enthalten. Viele Nahrungsmittel und Medikamente enthalten verstecktes Gluten (es muss nicht deklariert werden). Achten Sie daher unbedingt auf den Zusatz »glutenfrei«, und studieren Sie die Zusammensetzung von verpackten Lebensmitteln. Bei einer glutenfreien Diät sind Produkte aus Reis, Mais, Kartoffeln, Buchweizen und Soja grundsätzlich erlaubt. Näheres erfahren Sie bei: Deutsche Zöliakie-Gesellschaft e.V., Filderhauptstraße 61, 70599 Stuttgart.

Mangelerscheinungen vermeiden

Auf eine ausreichende Versorgung mit folgenden Nährstoffen sollten Sie achten, wenn Sie auf Milch und Milchprodukte aufgrund einer Laktoseintoleranz verzichten müssen.

- Kalzium: in grünem Gemüse (z. B. Brokkoli, Grünkohl), Sojaprodukten, Kräutern, Haselnüssen, Leinsamen; (Joghurt und Käse, wenn Sie sie vertragen)
- Vitamin D: z. B. in Lebertran, Heringen, Makrelen, Lachs, Eigelb, Avocados; Sonnenlicht regt die körpereigene Vitamin-D-Produktion an

Einheimische Sprue, Zöliakie

Die Zöliakie bzw. Sprue ist eine angeborene allergische Erkrankung des Dünndarms auf Gluten (Eiweißbestandteil in Getreide), bei der die Zotten abgeflacht sind oder ganz fehlen. Dadurch besteht nicht genügend Kontaktfläche, um ausreichend Nährstoffe in den Blutkreislauf aufzunehmen. Die Betroffenen klagen über Durchfälle mit voluminösen, übel riechenden Stühlen und über Gewichtsabnahme. Im Lauf der Zeit kann es zu Mangelerscheinungen wie Blutarmut oder Knochenerweichung kommen. Bei Säuglingen und Kleinkindern nennt man die Erkrankung Zöliakie, tritt sie erst im Erwachsenenalter auf, Sprue.

Behandlung einer Zöliakie

Die einzig wirksame Behandlung der Zöliakie besteht in einem konsequenten Meiden von glutenhaltigen Nahrungsmitteln. Alle Produkte, die Weizen, Roggen, Gerste und Hafer enthalten, müssen vom Speiseplan gestrichen werden. Am Anfang der Diät sollten auch Milchprodukte gemieden werden, da durch den Zottenschwund auch die Aktivität der milchzuckerspaltenden Laktase vermindert ist. Nur unter einer strengen Diät können sich die Zotten wieder zurückbilden. Auch wenn keine Beschwerden mehr bestehen, muss die glutenfreie Diät lebenslang eingehalten werden, da sonst das Risiko für Krebserkrankungen im Bereich der Mundhöhle, der Speiseröhre und des Dünndarms deutlich erhöht ist.

Häufige Darminfektionen

Hier sollen nur die häufigsten Erreger von Darminfektionen mit ihren entsprechenden Symptomen, ihren Besonderheiten und der möglichen Behandlung kurz dargestellt werden. Der Begriff »symptomatische Behandlung« bedeutet in diesem Zusammenhang, dass Sie die im Kapitel »Durchfall«, Seite 53, erwähnten Ratschläge befolgen sollten.

Bei schwerer Krankheit und anhaltendem Durchfall müssen Sie zum Arzt.

Bakterielle Infektionen

Erreger
Salmonella enteritidis (Salmonellenenteritis)

Vorkommen: in Geflügel und Eiern, aber auch in Milch und Milchprodukten sowie bei Haustieren
Symptome: sechs Stunden bis zehn Tage nach Infektion Übelkeit, Erbrechen, Fieber und Durchfall
Behandlung: symptomatisch, hygienische Maßnahmen sind sehr wichtig, Quarantäne ist nicht notwendig; Antibiotika nur bei schwer Erkrankten wegen der Gefahr der Keimdauerausscheidung

Erreger
Stapylokokkus aureus (Lebensmittelvergiftung)

Vorkommen: besonders in gekochten, eiweißhaltigen Lebensmitteln, die nicht ausreichend gekühlt wurden
Symptome: zwei bis sechs Stunden nach Infektion Übelkeit, Erbrechen, Bauchschmerzen und Durchfall
Behandlung: symptomatisch, keine Antibiotika

Erreger
Krankheitserregende Escherichia-coli-Bakterien

Vorkommen: in verunreinigtem Wasser und Nahrungsmitteln
Symptome: zwei Stunden bis drei Tage nach Infektion Durchfall, Erbrechen und Fieber; nur die Darmflora schädigende Kolibakterien befallen vor allem Kleinkinder, die Toxin (Gift) bildenden Arten sind Verursacher des Reisedurchfalls (Reisediarrhö)
Behandlung: symptomatisch

Erreger
Enterohämolytische Kolibakterien (EHEC)

Vorkommen: Rind- und Kalbfleisch, nicht pasteurisierte Milch, auch die Übertragung von Mensch zu Mensch ist möglich
Symptome: etwa fünf bis acht Tage nach Infektion teilweise blutige Durchfälle und krampfartige Bauchschmerzen; bei etwa zehn Prozent der Erkrankten durch den Angriff der Blutgefäße Schädigung der roten

Blutkörperchen mit Blutarmut, punktförmigen Hautblutungen und sogar Nierenversagen
Behandlung: zunächst symptomatisch, in schweren Fällen Überwachung auf einer Intensivstation

Erreger
Shigellen (bakterielle Ruhr, Dysenterie)

Vorkommen: verunreinigtes Wasser, Nahrungsmittel und Fliegen; Übertragung von Mensch zu Mensch
Symptome: wenige Stunden bis Tage nach Infektion wässrige Durchfälle, krampfartige Bauchschmerzen und Fieber, später starke Unterbauchschmerzen mit ständigem Stuhldrang und wenig Stuhl mit Blut und Schleim
Behandlung: symptomatisch; nur bei schwerem Verlauf Antibiotika

Erreger
Campylobacter jejuni

Vorkommen: Geflügel und Haustiere; Übertragung durch verunreinigtes Wasser und Nahrungsmittel
Symptome: ein bis sieben Tage nach Infektion Bauchbeschwerden und Durchfall, Fieber, manchmal auch Muskelschmerzen
Behandlung: symptomatisch; in schweren Fällen Antibiotika

Erreger
Yersinien

Vorkommen: Menschen und Schweine; Übertragung durch Lebensmittel und Wasser
Symptome: ein bis zehn Tage nach Infektion kolikartige Bauchschmerzen, Durchfall, Erbrechen und Fieber, später eventuell schmerzhafte Knoten auf der Haut, meist im Bereich der Unterschenkel, häufig Gelenkbeschwerden
Behandlung: symptomatisch; nur in schweren Fällen Antibiotika

Erreger
Vibrio cholerae (Cholera)

Vorkommen: durch menschliche Ausscheidungen (Erbrochenes, Stuhl, Wäsche), verunreinigtes Trinkwasser
Symptome: wenige Stunden bis Tage nach Infektion Übelkeit, Erbrechen, reiswasserartige Durchfälle, die schnell zu einer Austrocknung des Körpers führen; unbehandelt kann die Cholera innerhalb eines Tages zum Tod führen
Behandlung: sofortiger Flüssigkeitsersatz; in schweren Fällen Antibiotika

Virusinfektionen

Vorkommen: fäkal-oral übertragen (von Ausscheidungen zum Mund), im Gegensatz zu bakteriellen Infektionen meist im Winter
Symptome: zu Beginn grippeähnliche Beschwerden, später wässrige Durchfälle
Behandlung: symptomatisch

Erreger
Rotaviren (am häufigsten)

Parasitenbefall

Vorkommen: weltweit; die Parasiten setzen sich im Dickdarm als so genannte Magnaform fest, daraus entwickeln sich Zysten (Minutaform), die ausgeschieden werden und Monate überdauern können; die Zysten werden meist mit verunreinigtem Wasser aufgenommen, gelangen in den Darm, wo sich aus ihnen dann wieder die Magnaform entwickelt
Symptome: langsamer Beginn mit breiigen bis wässrigen, manchmal blutigen Durchfällen und druckschmerzhaftem Bauch; im Dickdarm führen Amöben zu Veränderungen, die einem Morbus Crohn oder einem Darmkrebs ähneln können; sie können auch in den Blutkreislauf einbrechen und Leberabszesse verursachen. Es gibt schwere, sogar tödlich verlaufende Fälle, aber auch Infektionen ohne Beschwerden
Behandlung: Antibiotika

Erreger
Entamoeba histolytica (Amöbenruhr)

Vorkommen: weltweit; befällt Menschen und Haustiere; Übertragung über Trinkwasser oder von Mensch zu Mensch; die Parasiten saugen sich im oberen Dünndarm fest
Symptome: ähneln Reizdarmbeschwerden: Durchfallneigung, Blähungen, Übelkeit, Bauchkrämpfe, Gewichtsabnahme
Behandlung: Antibiotika

Erreger
Gardia lamblia

Vorkommen: im Dickdarm; die Weibchen legen im Afterbereich ihre Eier ab, die Infektion erfolgt meist, wenn wegen des Juckreizes in der Aftergegend gekratzt wird, dann gelangen die Eier über die Hände wieder zum Mund, oder es werden Gegenstände und Wäsche verunreinigt
Symptome: außer Juckreiz am After meist keine
Behandlung: Antiwurmmittel

Erreger
Madenwürmer (Oxyuren)

Erreger
Spulwürmer (Ascariden)

Vorkommen: in feuchten Böden; Spulwurmeier werden über verunreinigte Nahrung aufgenommen; die Larven schlüpfen im Darm, durchdringen die Darmwand, gelangen mit dem Blut über Leber und Herz zur Lunge und weiter über die Bronchien wieder in den Rachen, wo sie erneut verschluckt werden und den Dünndarm besiedeln
Symptome: vor allem bei der Wanderung der Larven durch den Körper Leberabszesse, Gelbsucht und Lungenentzündung
Behandlung: Antiwurmmittel

Erreger
Rinderbandwurm

Vorkommen: in rohem oder zu wenig gekochtem Rindfleisch befindet sich das Finnenstadium; Finnen gelangen in den Dünndarm und entwickeln sich zum Kopf des Bandwurms; er heftet sich fest und bildet das aus bis zu 2000 Gliedern bestehende Band; die Glieder werden mit dem Stuhl ausgeschieden und gelangen durch Düngung auf die Wiesen, wo sie Eier freisetzen, die von Rindern verschluckt werden; im Rinderdarm bilden sich Larven, die zur Muskulatur wandern, wo sich zystenartige Finnen bilden; sie werden vom Menschen verschluckt
Symptome: oft keine Beschwerden, häufig nur Abgang von Wurmgliedern, manchmal unklare Bauchbeschwerden und Gewichtsabnahme
Behandlung: Antiwurmmittel

Immer mehr Auslandsreisende bringen sich unerwünschte »Reiseandenken« wie Darminfektionen o. Ä. mit nach Hause. Achten Sie daher unbedingt auf Hygiene, besonders bei Nahrungsmitteln und Getränken. Genuss von ungewaschenem, ungeschältem Obst oder Gemüse kann ernste Folgen haben.

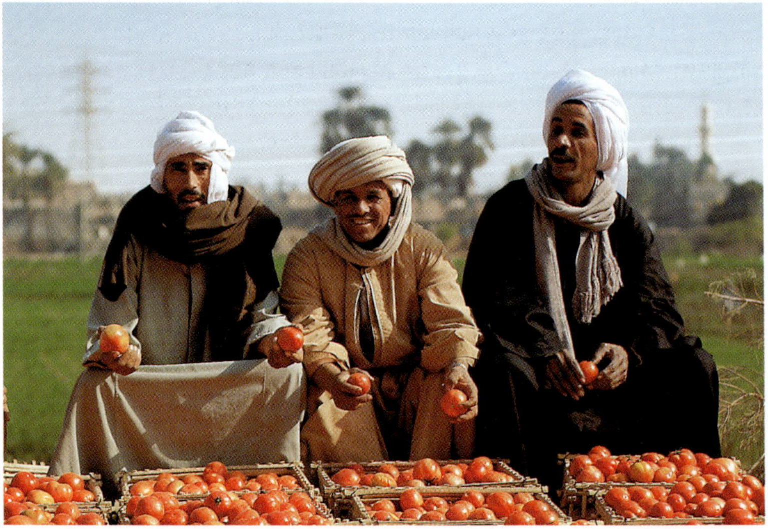

Vorkommen: in nicht genügend gekochtem, gesalzenem oder geräuchertem Fisch; die Fische werden durch die Einleitung von Exkrementen in Gewässer infiziert; Entwicklungszyklus wie beim Rinderbandwurm
Symptome: Bauchschmerzen, Durchfall, Appetitlosigkeit
Behandlung: Antiwurmmittel

Erreger
Fischbandwurm

Pilze im Darm

Der Pilzbefall des Darms ist in Deutschland sowie in den USA Anfang der achtziger Jahre zunehmend in den Mittelpunkt des öffentlichen Interesses gerückt. Ein Grund mag sein, dass Pilze zur gesunden Darmflora gehören und deshalb in jedem Stuhlpräparat nachweisbar sind. Es können sogar sehr hohe Keimzahlen entstehen, wenn der Stuhl lange luftdicht abgeschlossen und ungekühlt transportiert wird. (Für eine einigermaßen aussagekräftige Pilzdiagnostik darf der Stuhl nicht länger als zwei Stunden ohne Kühlung in einem Transportröhrchen verbleiben.) Außerdem muss man strikt unterscheiden zwischen Pilzbesiedelung und Pilzerkrankung. Erstere ist völlig normal und harmlos. Über die Hälfte der Bevölkerung hat z.B. Candidapilze in ihrer Darmflora, ohne dass dies zu Beschwerden führt. Eine wirkliche Pilzerkrankung des Magen-Darm-Trakts kommt dagegen nur bei schwer immungeschwächten Patienten vor, dann ist jedoch nicht der Darm, sondern meist die Mundhöhle oder die Speiseröhre befallen.

Antipilzdiät tut jedem überlasteten Darm gut

Die Beobachtung, dass eine so genannte Antipilzdiät Blähungen, Stuhlunregelmäßigkeiten und Bauchschmerzen bessert, ist kein Beweis für eine Pilzbesiedelung des Darms als Ursache der Beschwerden. Es ist wohl eher so, dass funktionelle Beschwerden im Rahmen eines Reizdarms durch eine Kostform gebessert werden, bei der auf Zuckerhaltiges, Fettes, Alkohol und Weißmehlprodukte verzichtet wird. Diese Ernährungsumstellung sollte deshalb nur unterstützt werden.

Unter dem Gesichtspunkt, dass eine so genannte Antipilzdiät, bei der auf Zuckerhaltiges, Fettes, Weißmehlprodukte und Alkohol verzichtet wird und viele Ballaststoffe gegessen werden, ideal ist, um funktionelle Magen-Darm-Beschwerden zu behandeln, kann man diese Diätform jedem raten, der an solchen Beschwerden leidet.

Bisher konnte auf naturwissenschaftlichem Weg kein Beweis für den Zusammenhang zwischen einem Pilznachweis im Stuhl und unspezifischen Beschwerden wie chronischer Müdigkeit, Muskelschmerzen und Migräne gefunden werden – aber auch die Wissenschaft kann sich irren.

Gefährlich wird es jedoch, wenn aufgrund einer fragwürdigen Stuhluntersuchung jahrelang Antimykotika (Medikamente gegen Pilze) eingenommen werden oder wenn es durch drastische Diäten zu einer Verschlechterung des Ernährungszustands und dadurch möglicherweise zu einer Schwächung des Immunsystems kommt.

Man sollte sich auf keinen Fall durch Berichte der Regenbogenpresse verunsichern lassen, in denen eine mögliche Durchwanderung des ganzen Körpers durch einen Pilz geschildert wird. Für diese Behauptung gibt es bisher keinen Beweis. Die amerikanische Akademie für Allergologie und Immunologie stellte schon 1986 fest, dass der Zusammenhang zwischen Darmbeschwerden und Pilzbesiedelung rein spekulativ und deshalb eine medikamentöse Behandlung nicht anzuraten sei. Heute ist das »Candidasyndrom« in den USA kein Thema mehr, bei uns wird es wohl noch fünf bis zehn Jahre dauern.

Reizdarm

Das Risiko eines Reizdarmpatienten, an Darmkrebs zu erkranken, ist nicht größer als bei der Durchschnittsbevölkerung.

Der Reizdarm oder irritable Darm ist eine der häufigsten Erkrankungen in der Bevölkerung: Etwa 15 bis 20 Prozent der Frauen und fünf bis zehn Prozent der Männer in Deutschland haben Beschwerden, die einen Reizdarm vermuten lassen. Die typischen Beschwerden sind krampfartige Bauchschmerzen, Blähungen, aufgetriebener Bauch, entweder Verstopfung oder Durchfall, manchmal Wechsel zwischen Verstopfung und Durchfall sowie Stuhldrang.

Der Reizdarm wird als eine funktionelle Störung bezeichnet, da bei direktem Betrachten des Darms keine Veränderungen zu sehen sind. Obwohl der Reizdarm unangenehme Beschwerden verursacht, kommt es zu keiner Schädigung des Darms, und es entwickelt sich daraus auch kein Krebs. Trotz seiner »Harmlosigkeit« kann der Reizdarm bei vielen Menschen die Lebensqualität erheblich beeinträchtigen. Da viele Betroffene sich mit den Aussagen »Sie haben nichts am Darm« oder »Es ist nur eine funktionelle Störung« nicht abfinden wollen, suchen sie Hilfe bei immer neuen Ärzten oder Heilpraktikern, viele unterziehen sich unnötigen Operationen. Deshalb ist es wichtig, dass man die

Ernsthaftigkeit des Reizdarms nicht unterschätzt, die Betroffenen nicht als psychisch Kranke abqualifiziert und ihnen gleichzeitig die Sicherheit gibt, dass es sich um keine lebensbedrohende Erkrankung handelt. Früher wurde für den Reizdarm der Ausdruck »Kolitis« oder »Colitis mucosa« verwendet, dies hat zu einer Begriffsverwirrung, zu einer Beunruhigung vieler Patienten und zu abstrusen Behandlungsvorschlägen geführt. Eine Kolitis ist definiert als eine Entzündung der Dickdarmschleimhaut; eine solche organische Veränderung liegt beim Reizdarm definitionsgemäß nicht vor. Auch die Bezeichnungen »Colica mucosa«, »irritables Kolon« oder »Reizkolon« sollten nicht mehr Verwendung finden, da nicht nur das Kolon (Dickdarm), sondern auch der Dünndarm an der Entstehung der Beschwerden beteiligt ist. Gelegentlich bestehen auch Überlappungen zum Reizmagen.

Die Rom-Kriterien zur Beschreibung des Reizdarms

Ein Reizdarm liegt vor, wenn mindestens drei Monate anhaltende chronische oder wiederkehrende Bauchbeschwerden bestehen, die nach dem Stuhlgang abnehmen und/oder begleitet sind von einer Änderung der Stuhlfrequenz und/oder der Stuhlkonsistenz, sowie zusätzlich mindestens drei der folgenden Symptome an mehr als 25 Prozent der Tage.

- Veränderte Stuhlfrequenz (täglich mehr als drei Stühle oder weniger als drei Stühle pro Woche)
- Veränderte Stuhlkonsistenz (wässrig, breiig oder hart)
- Veränderte Stuhlentleerung mit Stuhldrang oder Gefühl der unvollständigen Entleerung
- Abgang von Schleim und/oder Blähungen

Da der Reizdarm eine so schwer zu beschreibende Erkrankung ist, haben sich mehrere Experten 1988 in Rom zusammengesetzt und die so genannten Rom-Kriterien zur Definition des Reizdarms entwickelt.

Ursachen des Reizdarms

Weil man bisher keine eindeutige Ursache für die Funktionsstörungen beim Reizdarm gefunden hat, wurde häufig angenommen, dass er allein durch seelische Konflikte oder Stress ausgelöst wird. Der Reizdarm ist aber keine psychische Erkrankung. Durch Ärger und Stress kann sich jedoch eine bereits bestehende Störung verschlimmern.

Empfindlichkeit des Darms auf Dehnungsreize

Die Darmmuskulatur eines an Reizdarm Erkrankten reagiert schon auf geringste Dehnung mit einer Verkrampfung. Es scheint sich hierbei um eine spezifische Empfindlichkeit des Darms zu handeln. Ganz normale Ereignisse wie das Einnehmen einer Mahlzeit oder die Dehnung des Darms durch Stuhl oder Luft können bei Betroffenen bereits eine Überreaktion des Darms auslösen.

Beim Reizdarm kommt es häufig nach dem Genuss von Fruchtsäften, insbesondere Apfelsaft, zu Durchfällen. Ursache ist ebenfalls keine Allergie, sondern ein hoher Gehalt an Fruktose und Sorbit (schwer oder nicht verdauliche Zuckerverbindungen) in diesen Getränken.

Reaktion auf Nahrungsmittel und Zusatzstoffe

- Bei einem Teil der Betroffenen können die Reizdarmbeschwerden auch durch bestimmte Nahrungsmittel oder Lebensmittelzusätze ausgelöst werden. Nach Führen eines »Reizdarmtagebuchs« werden bestimmte beschwerdeauslösende Lebensmittel zunächst gemieden und dann zur Kontrolle wieder in den Speiseplan eingefügt. Treten erneut Symptome auf, muss eine Unverträglichkeit der entsprechenden Speisen angenommen werden. Der Wirkmechanismus ist nicht bei allen Nahrungsmitteln bekannt, echte Lebensmittelallergien sind jedoch extrem selten.
- Bei Reizdarm häufig unverträgliche Nahrungsmittel sind fetthaltige Speisen, Milch- und Milchprodukte (siehe Laktoseintoleranz), Kaffee, Schokolade, Eier, Nüsse, Zitrusfrüchte, Weizen- und Hafererzeugnisse sowie Speisepilze.

Hormonumstellungen, z. B. in den Wechseljahren oder während der Menstruation, können die Beschwerden bei einem Reizdarm verstärken. Die Schmerzen sind dann oft nicht von Schmerzen bei gynäkologischen Erkrankungen zu unterscheiden.

Folge von Darminfektionen

Nach infektiösen Darmerkrankungen können häufig Durchfall und Bauchbeschwerden jahrelang anhalten, ohne dass eine organische Erkrankung nachweisbar ist. Dieser so genannte postinfektiöse Reizdarm äußert sich in breiigen, meist hellen Stühlen, häufigem Stuhldrang und sogar Inkontinenz. Typischerweise kommt es zu keiner Gewichtsabnahme, auch ist kein Blut im Stuhl nachweisbar. Da eine Infektion mit Amöben oder Gardia lamblia (Parasiten) ähnliche chronische Beschwerden machen kann, sind diese Erkrankungen mit entsprechenden Untersuchungen unbedingt auszuschließen. Eine nach einer Darminfektion vorübergehende Aktivitätsabschwächung der milchzuckerspaltenden Laktase ist ebenfalls zu beachten.

Beschwerden bei Reizdarm

Beschwerden, die auf einen Reizdarm schließen lassen:

- Lokalisation im Unterbauch
- Verstärkung durch Mahlzeiten und bei psychischen Belastungen
- Bei Krämpfen oft erhöhte Stuhlfrequenz mit breiigem oder wässrigem Stuhl
- Besserung nach der Stuhlentleerung
- Tagsüber zunehmend aufgetriebener Bauch
- Nachts meist keinerlei Beschwerden
- Oft schwierige Stuhlentleerung, besonders bei hartem Stuhl

Einfluss der Ernährung

Bei Menschen mit Reizdarm ist die Anlage zu einer gestörten Darmfunktion ständig vorhanden, aber es muss der geeignete, auslösende Faktor hinzutreten, um die Beschwerden zu verursachen.

Die Hauptauslöser sind meist Ernährungsfehler oder psychische Belastungen. Der genaue Mechanismus ist noch nicht bekannt. Eine Dehnung des Magens beim Essen bewirkt normalerweise eine Kontraktion (Zusammenziehen) des Dickdarms. Dies kann zu einer Stuhlentleerung innerhalb von 30 bis 60 Minuten führen. Bei Patienten mit Reizdarm kommt der Drang früher und kann von Bauchkrämpfen und Durchfall begleitet sein (übersteigerter gastrokolischer Reflex). Die Heftigkeit der Reaktion hängt oft vom Kalorien- und vor allem vom Fettgehalt der Nahrung ab. Fett in jeder Form (pflanzlich oder tierisch) ist ein starkes Stimulans für Kontraktionen des Dickdarms.

Dass eine Dehnung des Magens durch Nahrungsaufnahme zu einer anschließenden Kontraktion des Dickdarms führt, ist ein normaler Reflex, der so genannte gastrokolische Reflex.

Stress als Auslöser

Auch Stress kann bei Patienten mit Reizdarm Verkrampfungen des Darms auslösen. Der Mechanismus ist auch hier noch nicht bis ins Detail geklärt. Es bestehen engste Verbindungen zwischen den Nervenzellen des Gehirns und des Verdauungstrakts. Es ist nachgewiesen, dass Entspannungsübungen, Biofeedback-Verfahren und autogenes Training die Beschwerden bessern können. Das bedeutet jedoch nicht, dass der Reizdarm die Folge einer Persönlichkeitsstörung ist.

Lassen Sie sich nicht mit der Aussage »Das bilden Sie sich alles nur ein« verunsichern. Es ist eindeutig nachgewiesen, dass die Beschwerden beim Reizdarm keine Einbildung sind. Nur weil die Wissenschaft bis heute nicht in der Lage ist, eine einheitliche organische Ursache für den Reizdarm nachzuweisen, wird er »nur« als funktionelle Störung aufgefasst. Funktionelle Störungen sind aber sowohl für den Arzt als auch für den Patienten eine große Herausforderung, da es in den meisten Fällen weder Medikamente noch eine Operation gibt, durch die die Ursache sofort beseitigtwerden kann.

Das können Sie selbst tun

Eine ursächliche Behandlung des Reizdarms, die zu einer dauerhaften Beschwerdebesserung führt, gibt es nicht. Obwohl der Reizdarm im medizinischen Sinn keine schwere Erkrankung ist, so ist es doch schwierig, alle verschiedenen Beschwerden die ganze Zeit unter Kontrolle zu haben.

▶ Wichtig für die Behandlung ist die exakte Diagnose zum Ausschluss einer organischen Ursache der Beschwerden. Ein zweiter Schritt besteht darin, die Diagnose »Reizdarm« ernst zu nehmen.

▶ Die Verhaltensmaßregeln bei Blähungen, Verstopfung und Durchfall wurden in den jeweiligen Kapiteln bereits ausführlich beschrieben, sie können auch beim Reizdarm Anwendung finden.

▶ Zu den nichtmedikamentösen Therapieversuchen beim Reizdarm zählen verhaltenstherapeutische Maßnahmen wie Entspannungsübungen, autogenes Training, Stressreduktionsprogramme oder Biofeedback-Verfahren. Erst wenn diese nicht zu einer Beschwerdebesserung führen, sollten Medikamente eingesetzt werden.

Die besten Hausmittel und Medikamente

▶ Ballaststoffe: Sie können (und müssen oft) lebenslang eingenommen werden, ohne dass eine Gewöhnung entsteht oder Nebenwirkungen auftreten. Besonders Betroffene, die an einem Reizdarm mit dem Hauptsymptom Verstopfung leiden, profitieren langfristig von einer erhöhten Ballaststoffzufuhr. Aber auch bei Durchfallneigung können Ballaststoffe hilfreich sein, da sie überschüssige Flüssigkeit binden und die gestörte Beweglichkeit des Darms bessern. Sie vergrößern das Stuhlvolumen und führen dadurch zu einer konstanten, leichten Dehnung des Darms. Möglicherweise verhindert dies die Entwicklung von Darmverkrampfungen. Eine hohe Ballaststoffzufuhr kann zunächst zu Blähungen und aufgetriebenem Bauch führen, aber innerhalb weniger Wochen verschwinden die Beschwerden, sobald sich Körper und Darmflora dieser Ernährung angepasst haben. Vermeiden kann man dies, indem man die Ballaststoffmenge langsam steigert.

▶ Quellstoffe: Durch den Einsatz von reinen Quellmitteln wie Flohsamen (z.B. Flosa, Metamucil, Mucofalk) treten Blähungsbeschwerden seltener auf.

▶ Pfefferminzöl: Es wirkt krampflösend (z.B. Mentacur); das Kombinationspräparat (Iberogast) enthält neben Pfefferminzöl auch andere Pflanzenextrakte, so dass es auch beim Reizmagen eingesetzt wird.

▶ Mebeverin: Es entfaltet seine krampflösende Wirkung nur im Darm und ist deshalb weitgehend frei von systemischen Nebenwirkungen (bei Beschwerden, die besonders durch Nahrungsaufnahme auftreten, sollte die Einnahme etwa 15 bis 30 Minuten vor dem Essen erfolgen).

▶ Loperamid: Es kann bei Bedarf versucht werden, wenn Durchfälle im Vordergrund stehen, die vor allem durch Stress ausgelöst werden und auch zu Inkontinenz führen. Es bremst die Darmbeweglichkeit und stärkt den Schließmuskel.

▶ Osmotisch wirksame Abführmittel: Magnesiumsulfat und Laktulose können bei Neigung zu Verstopfung kurzfristig versucht werden – allerdings erst, wenn Allgemeinmaßnahmen und Ballaststoffe nur ungenügend wirken. Darmirritierende Abführmittel sind unbedingt zu meiden.

▶ Prokinetika: Bei weiterhin bestehender hartnäckiger Verstopfung kann ein Versuch mit diesen den Darm antreibenden Mitteln unternommen werden.

▶ Antidepressiva: Sie werden gelegentlich bei chronischen Bauchschmerzen, die mit Depression oder Angst- und Paniksymptomen einhergehen, versucht.

Es gibt keine überzeugenden Beweise für die Wirksamkeit einer medikamentösen Therapie des Reizdarms. Bei bis zu 80 Prozent der Betroffenen wirken schon Plazebos (Scheinmedikamente). Dennoch kann man es mit pflanzlichen und chemisch definierten Mitteln versuchen. Die Medikamente sollten jedoch nur vorübergehend und an den Beschwerden orientiert eingenommen werden.

Wann Sie unbedingt zum Arzt sollten

Eine gründliche Untersuchung durch den Arzt ist erforderlich bei stetiger Zunahme der Beschwerden oder wenn man wegen Schmerzen nachts nicht schlafen kann. Auch das erste Auftreten von Reizdarmbeschwerden im fortgeschrittenen Alter lässt eher eine organische Erkrankung vermuten. Weitere Symptome, die ein sofortiges Aufsuchen des Arztes und eine genaue Untersuchung erfordern, sind Fieber, Gewichtsverlust, sichtbares Blut im Stuhl oder Fettstühle.

Weitere Informationen erhalten Sie bei der Deutschen Reizdarmselbsthilfe (Adresse siehe Seite 95).

Divertikelkrankheit

Etwa 50 Prozent der 60- bis 80-jährigen und fast alle über 80-jährigen in Nordeuropa haben Divertikel.

Viele Menschen haben im Dickdarm kleine Ausbuchtungen der Schleimhaut, die sich durch Schwachstellen oder Lücken der Muskelschicht hinauswölben. Man kann sich das etwa vorstellen wie bei einem Fahrradreifen, bei dem sich durch Lücken des Mantels der innere Gummischlauch hinauswölbt. Eine dieser Ausbuchtungen nennt man Divertikel, mehrere Divertikel werden als Divertikulose bezeichnet. Bei etwa 10 bis 20 Prozent der Betroffenen können sich die Divertikel entzünden, dies wird als Divertikulitis bezeichnet.

Die meisten Menschen mit einer Divertikulose haben keine Beschwerden. Es können in seltenen Fällen leichte, krampfartige Schmerzen, Blähungen oder die Neigung zu Verstopfung auftreten. Allerdings können Erkrankungen wie z.B. Reizdarm oder Reizmagen ähnliche Beschwerden verursachen, so dass diese Symptome kein sicherer Hinweis für eine Divertikulose sind. Kugelförmige Stuhlanteile, die sich aus den Divertikeln gelöst haben, deuten jedoch auf eine Divertikulose hin.

Das häufigste Symptom einer Divertikulitis sind anhaltende oder krampfartige Schmerzen im linken Unterbauch. Bei einer ausgeprägten Entzündung kann es zu Fieber, Übelkeit, Erbrechen oder auch Stuhlverhalten kommen, dann muss der Arzt aufgesucht werden. Denn eine Divertikulitis kann zu Abszessen, Darmverschluss, Fistelbildung oder Bauchfellentzündung führen.

Divertikel werden in Obduktionsberichten erst um die Jahrhundertwende zum ersten Mal erwähnt, und es ist bekannt, dass erst mit Beginn des 20. Jahrhunderts durch die industrielle Nahrungsmittelproduktion so genannte raffinierte Lebensmittel mit geringem Ballaststoffanteil erhältlich waren. So wurden wohl die Grundlagen für die Divertikelkrankheit geschaffen.

Ursachen der Divertikulose bzw. Divertikulitis

Da die Divertikelkrankheit vor allem in Industriestaaten vorkommt, wird als Ursache eine ballaststoffarme Ernährung angenommen. Die Divertikelkrankheit ist in einigen asiatischen und afrikanischen Ländern, wo die Menschen sich ballaststoffreich ernähren, sehr selten. Ballaststoffe werden nicht verdaut und bewirken so ein Weichhalten des Stuhls und eine bessere Gleitfähigkeit. Dies beugt einer Verstopfung vor, die Muskulatur des Darms muss sich nicht so stark zusammenziehen, um den Stuhl vorwärts zu treiben. Ein harter Stuhl erhöht den Druck im Darm, und dieser erhöhte Druck bewirkt wohl ein Hinauswölben der Schleimhaut und damit die Bildung von Divertikeln.

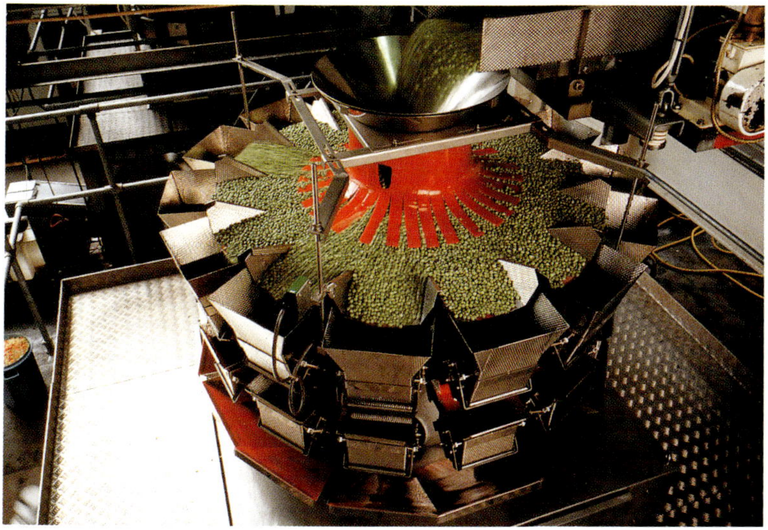

Auch in Zeiten der Fertignahrung gibt es noch genügend Produkte, die – auch wenn sie nicht frisch vom Gemüsehändler stammen – der Gesundheit zuträglich sind. Tiefgekühltes Obst und Gemüse enthalten genauso viel Ballaststoffe wie frisches. Auch Vitamine, Mineralien und andere Biostoffe bleiben weitgehend erhalten.

Das können Sie selbst tun

Zur Vorbeugung einer Divertikulose sowie zur Vorbeugung einer Divertikulitis bei schon bestehender Divertikulose ist eine ballaststoffreiche Ernährung sehr wichtig, wobei immer auf eine ausreichende Flüssigkeitszufuhr geachtet werden sollte. Speisen mit kleinen Kernen wie z. B. Weintrauben, Kiwis und Johannisbeeren oder grob geschroteter Leinsamen sollten gemieden werden.

Eine Divertikulitis entsteht durch entzündliche Veränderungen anscheinend infolge einer zu langen Verweildauer des Stuhls in den Ausbuchtungen und einer daraus folgenden bakteriellen Zersetzung.

Morbus Crohn und Colitis ulcerosa

Morbus Crohn und Colitis ulcerosa sind in Schüben verlaufende, nicht ansteckende, chronisch-entzündliche Darmerkrankungen. Oft können Morbus Crohn und Colitis ulcerosa allein aufgrund der Beschwerden und der sichtbaren Veränderungen im Darm nicht unterschieden werden.
Es gibt jedoch einige Hinweise in der Lokalisation der Entzündungen und im Krankheitsverlauf, die eher für Morbus Crohn oder für Colitis ulcerosa sprechen.

▶ Morbus Crohn (Morbus = Krankheit), benannt nach dem amerikanischen Arzt Dr. B. B. Crohn, beginnt meist im letzten Teil des Dünndarms, kann aber auch den gesamten Verdauungstrakt befallen. Die Entzündungen gehen bis in die tiefen Wandschichten des Darms.

▶ Colitis ulcerosa (geschwürige Dickdarmentzündung) beginnt meist im Mastdarm und kann nach oben fortschreiten und den ganzen Dickdarm befallen. Es kommt eher zu oberflächlichen Geschwüren der Schleimhaut.

▶ Durchfall, Blut im Stuhl, Gewichtsabnahme und Fieber sind die Hauptbeschwerden der chronisch-entzündlichen Darmerkrankungen, wobei beim Morbus Crohn Schmerzen im rechten Unterbauch und Gewichtsabnahme, bei der Colitis ulcerosa Durchfall und Blut im Stuhl dominieren. Im Krankheitsverlauf wechseln sich akute Stadien (Schübe) mit verschieden langen beschwerdearmen oder beschwerdefreien Intervallen (Remissionen) ab.

Bei Morbus Crohn und Colitis ulcerosa können Bauchbeschwerden und Durchfall völlig fehlen; manchmal äußern sich beide Erkrankungen nur in Gelenkbeschwerden, Gewichtsabnahme oder Blässe infolge Blutarmut.

Ursachen von Morbus Crohn und Colitis ulcerosa

Trotz intensiver Forschungen ist bis heute weder für den Morbus Crohn noch für die Colitis ulcerosa die alleinige Ursache bekannt. Es gibt zwar viele Theorien wie z. B. erbliche Veranlagung, Einfluss von Viren oder Bakterien, Störungen im Immunsystem oder Umweltfaktoren, einen sicheren Beweis gibt es jedoch nicht. Möglicherweise müssen mehrere Faktoren zusammenkommen, um eine chronische Darmentzündung auszulösen. Es gilt heute jedoch als gesichert, dass Morbus Crohn und Colitis ulcerosa keine psychisch verursachten Erkrankungen sind, wie das vielfach angenommen wird. Das Umgekehrte ist eher der Fall: Durch die Belastung mit der Erkrankung können psychische Störungen entstehen. Es ist gesichert, dass – wie bei den meisten Erkrankungen des Verdauungstrakts – akute Krankheitsattacken durch emotionale Belastungen ausgelöst werden können.

Die Theorie, dass Morbus Crohn und Colitis ulcerosa alleinige Folgen eines überhöhten Zuckerkonsums sind, hat sich auch durch mehrere Studien nicht bestätigen lassen.

Begleiterkrankungen

Im Rahmen von Morbus Crohn und Colitis ulcerosa kann es auch zu entzündlichen Veränderungen in anderen Organen kommen. Entzündungen der Gelenkschleimhaut führen zu Schmerzen im Bereich des

Kreuzbeins, der Wirbelsäule sowie der Arm- und Beingelenke. Seltener sind Entzündungen der Mundhöhle, der Augen, vor allem im Bereich der Iris, und Hautentzündungen in Form von bläulichroten, schmerzhaften Knoten besonders im Bereich der Unterschenkel. Beim Morbus Crohn kommt es durch die Entzündung im Endstück des Dünndarms zu Störungen im Gallensäurestoffwechsel, dies kann die Entstehung von Gallensteinen begünstigen. In seltenen Fällen sind bei einer Colitis ulcerosa auch entzündliche Veränderungen der Gallengänge nachweisbar.

Bei einem Krankheitsverlauf über mehr als zehn Jahre ist das Risiko einer Krebsentstehung etwas erhöht. Dies betrifft vorwiegend die Colitis ulcerosa, besonders wenn der gesamte Dickdarm befallen ist. Aus diesem Grund sind regelmäßige endoskopische Kontrolluntersuchungen sinnvoll.

Komplikationen

Beim Morbus Crohn kann es durch die Entzündung der tiefen Wandschichten zu Eiteransammlungen (Abszessen) mit der Gefahr der Fistelbildung kommen. Fisteln sind tunnelartige Gänge, die zwischen Darm und anderen Organen, z. B. Harnblase oder Scheide, Verbindungen schaffen. Es können auch Fisteln zur Haut oder zu anderen Darmabschnitten entstehen. Manchmal äußert sich ein Morbus Crohn nur mit Fistelbildungen im Afterbereich. Eine weitere Komplikation des Morbus Crohn sind Engstellungen des Darms, meistens im Übergangsbereich vom Dünndarm zum Dickdarm. Engstellungen (Stenosen) im Darm können heftige kolikartige Schmerzen verursachen.

Medikamentöse Behandlung

Da die Ursachen von Morbus Crohn und Colitis ulcerosa nicht bekannt sind, gibt es bis heute auch keine medikamentöse Therapie, durch die beide Erkrankungen völlig zum Verschwinden gebracht werden können. Das Ziel der Therapie ist es, die Entzündung des Darms und den Durchfall in den Griff zu bekommen, die Schmerzen zu lindern und Nährstoffmangelerscheinungen auszugleichen.

Da der Morbus Crohn vorwiegend den Endteil des Dünndarms und die Colitis ulcerosa vorwiegend den Endteil des Dickdarms befallen, ist die Wahl der Medikamente etwas unterschiedlich.

- Der Krankheitsschub des Morbus Crohn wird vor allem mit Kortisonpräparaten behandelt, wobei man mit einer hohen Dosierung beginnt und dann die Dosis langsam über mehrere Wochen verringert.

Seit kurzem gibt es ein Kortisonpräparat (Budenosid), das nur im Darm wirkt und deshalb weniger Nebenwirkungen haben soll. Bei Befall des Dickdarms werden auch die entzündungshemmenden Chemotherapeutika Sulfasalazin, Mesalazin oder Olsalazin eingesetzt.

▶ Bei der Colitis ulcerosa werden primär Sulfasalazin, Mesalazin oder Olsalazin eingesetzt. Erst wenn dadurch ein Krankheitsschub nicht gebremst werden kann, kommen auch Kortisonpräparate in gleicher Weise wie bei Morbus Crohn zum Einsatz. Bei alleinigem Befall des Mastdarms kann der Wirkstoff Mesalazin in Form von Zäpfchen, bei Befall des linken Dickdarms in Form von Einläufen verabreicht werden. Alternativ bieten sich auch Kortisoneinläufe oder Kortisonschaum an.

Im akuten Krankheitsstadium mit massiven Durchfällen muss bei Morbus Crohn und Colitis ulcerosa häufig Loperamid verabreicht werden. Als Reservemedikament gilt das Antibiotikum Metronidazol, das bei Versagen der Standardtherapie oder bei Fisteln und Abszessen kurzfristig zum Einsatz kommen kann.

Diätetische Maßnahmen

Im akuten Stadium des Morbus Crohn mit vorwiegend entzündlichen Veränderungen im Dünndarm kann es durch verminderte Nährstoffaufnahme zu Mangelerscheinungen kommen. Mit einer so genannten Astronautendiät oder parenteraler Ernährung (unter Umgehung des Verdauungstrakts, durch Infusion in eine Vene) können Nahrungsdefizite ausgeglichen und kann der Darm ruhig gestellt werden.

Operationen

▶ Bei Morbus-Crohn-Komplikationen (Abszess, Fistel, Engstellung) muss meist operiert werden. Man versucht, möglichst wenig Darm zu entfernen, da oft in vorher gesunden Darmteilen und im Bereich der Nahtstellen erneut entzündliche Veränderungen auftreten. Es besteht also die Gefahr, dass immer mehr Darm entfernt werden muss.

▶ Im Gegensatz zum Morbus Crohn ist die Colitis ulcerosa durch operative Entfernung des gesamten Dickdarms heilbar. Die Dickdarmentfernung (Kolektomie) wird jedoch nur bei Komplikationen wie unbeherrschbarer Blutung und Durchfall, bei akuter Darmerweiterung (toxisches Megakolon) oder bei Krebsentstehung durchgeführt. Dabei gibt es zwei Formen der Dickdarmentfernung: Entweder wird der Dünndarm direkt mit dem After verbunden, oder der Dünndarm wird zur Bauchdecke ausgeleitet (Ileostoma).

Es gibt Berichte, dass mit Weihrauch Beschwerden bei chronisch-entzündlichen Darmerkrankungen gelindert werden können. Die Boswelliasäure im Harz des Weihrauchbaums soll die Bildung von Interleukinen unterdrücken. Diese Botenstoffe fördern die Entzündung bei Morbus Crohn und Colitis ulcerosa.

Das können Sie selbst tun

Es gibt keine Diät, die nachweislich Morbus Crohn oder Colitis ulcerosa heilt oder den Ausbruch der beiden Krankheiten verhindern kann. Gerade bei den chronisch-entzündlichen Darmerkrankungen, deren Ursache ja nicht bekannt ist, gibt es die extremsten Ernährungsempfehlungen. Aufgrund statistisch kontrollierter Studien ist für keine dieser Diäten ein positiver Effekt nachgewiesen worden, bei vielen besteht die Gefahr einer Mangelernährung.

Bei der Ernährung gilt das Motto »Erlaubt ist, was vertragen wird«. Nur so kann ein guter Ernährungszustand des ohnehin geschwächten Körpers erreicht werden. Durch den Durchfall gehen hochwertige Nahrungsstoffe, Mineralien, Vitamine und Spurenelemente verloren, die nur durch eine ausgewogene Ernährung wieder ersetzt werden können. Ausgewogen heißt hier, eine der Verträglichkeit angepasste, regelmäßige, abwechslungsreiche und hochwertige Ernährung. Da jeder selbst herausfinden muss, was für seinen Körper verträglich ist, gibt es keine einheitliche Diät für Morbus Crohn und Colitis ulcerosa.

In Absprache mit Ihrem Arzt sollten bei Bedarf auch Maßnahmen der Physiotherapie, Psychosomatik oder Psychotherapie in den Behandlungsplan mit eingegliedert werden. Auch Selbsthilfegruppen können Betroffenen und Angehörigen helfen, sich mit der Krankheit auseinanderzusetzen und die Isolierung zu durchbrechen.

Einige Ernährungshinweise

- Bei Engstellungen im Darm sollten Sie faserhaltige Ballaststoffe meiden, denn sie können zum Darmverschluss führen.
- Durch die Darmentzündung kann die Aktivität der milchzuckerspaltenden Laktase vermindert sein; durch Milch und Milchprodukte wird der Durchfall dann noch verstärkt.
- Zitrusfrüchte reizen die Darmschleimhaut zusätzlich.
- Blähende Speisen wie Kohl und Hülsenfrüchte können Bauchkrämpfe verstärken.
- Abgesehen von den genannten Einschränkungen, sollten Sie sich an Ihre ganz persönliche Ernährungsweise langsam herantasten, denn Ihr Körper weiß, was ihm gut tut.
- Gelegentlich kann es trotz einer ausgewogenen Ernährung zu Mangelerscheinungen kommen. Achten Sie vor allem auf die Mineralien Kalzium und Magnesium sowie die Spurenelemente Zink und Selen. Sie müssen ggf. der Nahrung zugesetzt werden.

Bei weiteren Fragen wenden Sie sich an Ihren Arzt, oder schließen Sie sich einer Selbsthilfegruppe an (z. B. DCCV e.V., Deutsche Morbus Crohn/Colitis ulcerosa Vereinigung oder Deutsche ILCO e.V. für Stomaträger; die entsprechenden Adressen finden Sie auf Seite 95).

Darmpolypen

Im Verdauungstrakt wird jede Erhabenheit der Schleimhaut als Polyp bezeichnet. Einen großen Stellenwert haben die Polypen des Dickdarms, da sie sehr häufig vorkommen und eine Vorstufe in der Entstehung des Darmkrebses sein können. Etwa jeder Zehnte hat Polypen, wobei die Häufigkeit mit dem Alter zunimmt. Kleinere Polypen werden meist zufällig bei einer Dickdarmspiegelung entdeckt, größere Polypen können auch Symptome machen, z. B. Änderung der Stuhlgewohnheiten oder Blut im Stuhl.

Durch sportliche Aktivität kann das Risiko, Darmpolypen zu bekommen, vermindert werden. Auch die Einnahme von Azetylsalizylsäure (z. B. in Aspirin) soll einen schützenden Effekt haben (siehe auch »Darmkrebs«, Seite 81). Die dauerhafte Einnahme von Azetylsalizylsäure, nur zur Vorbeugung von Darmpolypen, kann aber wegen der möglichen Nebenwirkungen nicht empfohlen werden.

Ursachen der Polypen

Die Entstehung von Polypen wird durch viele Faktoren beeinflusst. Rauchen, ein erhöhter Fettkonsum und ein niedriger Anteil von frischem Obst und Gemüse in der Ernährung erhöhen eindeutig das Risiko der Polypenentwicklung.

Einteilung und Entartungsrisiko der Polypen

Es gibt verschiedene Arten von Polypen, die eine unterschiedliche Tendenz zur Entwicklung eines Darmkrebses zeigen.

- Die so genannten hyperplastischen Polypen entstehen vorwiegend im Mastdarm, bleiben meistens klein und werden nicht bösartig.
- Die Adenome (gutartige Schleimhauttumore) können eine tubuläre (schlauchförmige), villöse (zottige) oder tubulovillöse Struktur haben. Dies kann man nur unter dem Mikroskop unterscheiden, deshalb muss jeder entfernte Polyp feingeweblich untersucht werden. Das ist besonders wichtig, da tubuläre Adenome ein geringes, villöse Adenome ein großes Risiko zur Entartung darstellen. Außerdem können so etwa schon vorhandene Krebszellen entdeckt werden.

Bei Nachweis eines Polypen muss immer der gesamte Dickdarm gespiegelt werden, da häufig noch weitere Polypen vorhanden sind. Es müssen immer alle Polypen entfernt und feingeweblich untersucht werden. Je nach Größe, Anzahl und mikroskopischem Befund des oder der Polypen müssen regelmäßige Nachkontrollen erfolgen. Das ist die beste Vorbeugung gegen den Dickdarmkrebs.

Nachweis von Darmpolypen

- Die einzige aussagekräftige Methode zum Nachweis von Darmpolypen ist die Dickdarmspiegelung (Koloskopie).
- Die Polypen können problemlos entfernt werden, und zwar ohne Bauchschnitt.
- Über das Endoskop wird eine Schlinge in den Darm vorgeschoben, die wie ein Lasso über den Polyp gelegt wird.
- Die Schlinge wird unter Strom gesetzt und langsam zugezogen, bis der Polyp abfällt.
- Der Strom verödet das Gewebe und beugt so einer Blutung vor.
- Der gesamte Vorgang der Polypentfernung (Polypektomie) ist völlig schmerzlos, da die Darmschleimhaut schmerzunempfindlich ist.

Darmkrebs

Es müsste eigentlich genauer Dickdarmkrebs heißen, denn im Dünndarm gibt es nur ganz selten bösartige Erkrankungen. Es ist besonders gefährlich, dass der Dickdarmkrebs im Frühstadium keine Beschwerden macht und in späteren Stadien häufig nur Symptome, die funktionelle Darmstörungen als Ursache vermuten lassen.

Es gibt jedoch einige Beschwerden und Beobachtungen, die auf einen Darmkrebs hinweisen können:

- Blut im Stuhl
- Plötzlich sich ändernde Stuhlgewohnheiten, die mehr als drei Wochen bestehen bleiben (vor allem Verstopfung)
- Plötzlich auftretende, vermehrte Blähungen und Windabgänge
- Chronischer Durchfall
- Länger anhaltende, unklare Bauchschmerzen

In den Spätstadien einer Darmkrebserkrankung:

- Tastbarer Knoten im Bauch
- Blässe
- Müdigkeit
- Gewichtsabnahme
- Kreuzschmerzen

Der Dickdarmkrebs, in der Fachsprache Kolonkarzinom genannt, ist der zweithäufigste Tumor in der Bevölkerung der Industriestaaten. In Deutschland erkranken jährlich etwa 40 000 Menschen an dieser Tumorform.

Meist entsteht ein Dickdarmkrebs aus gutartigen Polypen, die über mehrere Jahre an Größe zunehmen und irgendwann bösartig werden können.

Weitere Informationen über Anus praeter können bei der Selbsthilfeorganisation ILCO angefordert werden (Adresse siehe Seite 95).

Ursachen des Darmkrebses

▶ Dass Erkrankungen an Dickdarmkrebs in den letzten 50 Jahren, vor allem in den Industriestaaten, deutlich zugenommen haben, lassen Ernährungs- und Umweltfaktoren als wahrscheinliche Ursachen vermuten. Es ist tatsächlich nachgewiesen, dass eine zu fettreiche, aber vitamin- und ballaststoffarme Ernährung das Risiko der Krebsentstehung erhöht.

▶ Eine weitere wichtige Rolle spielt die Vererbung. Wenn bei einem Verwandten ersten Grades (Geschwister, Eltern) ein Darmkrebs aufgetreten ist oder in der nahen Verwandtschaft mehrere Personen daran erkrankten, so besteht eine sehr hohes Risiko, selbst Darmkrebs zu bekommen. Man hat inzwischen sogar Gene identifiziert, die die Veranlagung zur Krebsentstehung weitergeben.

Behandlung des Darmkrebses

Nur die operative Entfernung führt in den meisten Fällen zu einer vollständigen Heilung des Dickdarmkrebses; es gibt keine alternativen Verfahren, die die Operation ersetzen können. Dabei sind die Heilungschancen umso größer, je früher der Darmkrebs entdeckt wird. Bei der Operation werden die benachbarten Lymphknoten mit entfernt und genau mikroskopisch untersucht. Wenn Hinweise auf einen Befall der Lymphknoten bestehen, kann nach der Operation eine Chemotherapie angezeigt sein, um möglicherweise in den Körper ausgeschwemmte Tumorzellen zu vernichten. Selten wird schon vor der Operation eine Bestrahlung notwendig, um den Tumor zu verkleinern. Das soll das Ausmaß der nachfolgenden Operation begrenzen.

Wenn der Darmkrebs sehr nahe am After sitzt, muss häufig ein künstlicher Darmausgang (Anus praeter) gebildet werden, da sonst eine vollständige Entfernung aller Krebszellen nicht gewährleistet ist. Der Darmausgang wird dann meist in den linken Unterbauch verlegt, um die Öffnung kommt ein Verschlussmechanismus, damit ein Auffangbeutel angebracht werden kann. Die heutigen Verschlusssysteme sind so ausgereift, dass sie unauffällig unter der Kleidung versteckt werden können und es zu keiner Geruchsbelästigung kommt; sogar Sport und Schwimmen sind weiterhin möglich.

Regelmäßige Nachsorge zu Ihrer Sicherheit

Im Anschluss an eine Darmkrebsoperation sind Nachsorgeuntersuchungen sehr wichtig, da nur so rechtzeitig ein erneutes Tumorwachstum erkannt werden kann. Über den Zeitraum von fünf Jahren sollte neben einer körperlichen Untersuchung, einer Blutuntersuchung (vor allem CEA-Wert) und einer Ultraschalluntersuchung die ersten drei Jahre halbjährlich, dann jährlich eine Koloileoskopie durchgeführt werden. Mit der Koloileoskopie kann festgestellt werden, ob ein erneuter Darmkrebs entstanden ist oder ob sich Polypen gebildet haben. Polypen können dann gleich im Rahmen der Spiegelung mit der Schlinge entfernt werden.

Vorbeugung gegen Darmkrebs

Regelmäßige Vorsorgeuntersuchungen sind die wichtigste Vorbeugung gegen Darmkrebs, aber auch mit einer gesunden Ernährung kann das Risiko gemindert werden.

Bei normalem Risiko

- Ab dem 40. Lebensjahr jährlich Austasten des Enddarms durch den Arzt
- Ab dem 40. Lebensjahr jährlich eine Stuhluntersuchung auf okkultes (verstecktes) Blut; der Wert dieser Untersuchung ist noch umstritten, da es viele falsch positive (Blutnachweis, aber kein Darmkrebs) und falsch negative (Darmkrebs, aber kein Blutnachweis) Befunde gibt
- Ab dem 50. Lebenjahr alle fünf Jahre eine Sigmoidoskopie

Bei erhöhtem Risiko (Darmkrebs in der Familie)

- Ab dem 40. Lebensjahr alle fünf Jahre eine Koloileoskopie

Ernährungsempfehlung

- Viele Ballaststoffe (20 bis 30 Gramm täglich), sie vermindern die Kontaktzeit von Krebs auslösenden Nahrungsbestandteilen und erhöhen den Anteil an Krebs hemmenden, ungesättigten Fettsäuren
- Verminderung der Fettzufuhr (maximal 30 Prozent der täglichen Nahrung)
- Ausreichende Zufuhr von Vitaminen in Form von frischem Obst und Gemüse (künstlich zugesetzte Vitamine und Vitamintabletten haben keinen Krebs hemmenden Effekt!)

Die regelmäßige Einnahme von Azetylsalizylsäure kann das Darmkrebsrisiko vermindern. Wegen der Nebenwirkungen bei einer Langzeittherapie wird dies aber allein zur Krebsvorbeugung derzeit noch nicht empfohlen.

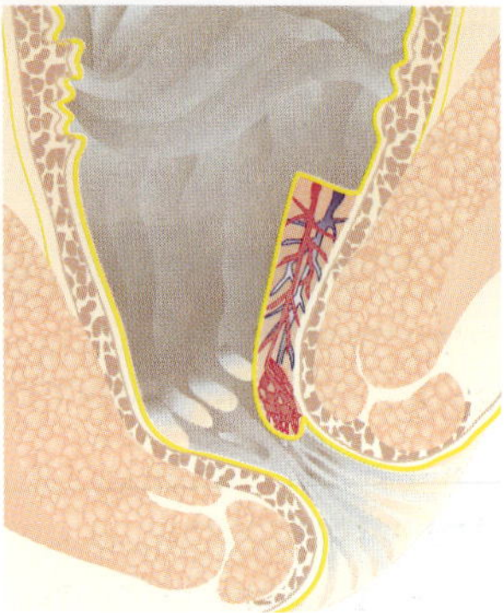

Längsschnitt durch den Analbereich: Mastdarm mit After, Muskeln (rotbraun), Hämorrhoidalgeflecht (rot).

Die meisten Beschwerden im Analbereich sind die Folge einer gestörten Feinabdichtung, wenn Schleim und flüssiger Stuhl nicht zurückgehalten werden und die sensible Haut im Analbereich reizen können. Es kommt zu Juckreiz, Brennen und Schmerzen sowie einer vermehrten Anspannung der Schließmuskeln, was eine zunehmende Schwellung der Hämorrhoiden verursacht.

Analbereich

40 bis 50 Prozent der Erwachsenen haben ständig oder gelegentlich Probleme im Analbereich, aber nur wenige gehen, vermutlich wegen Hemmungen, zum Arzt. Durch falsche Scheu können ernste Erkrankungen verschleppt werden, oder man leidet unnötig an Beschwerden, die durch gezielte Behandlung rasch beseitigt werden könnten.

Aufbau und Funktion

Auf Seite 45 sind die wesentlichen muskulären Strukturen im Analbereich und deren Funktion beim Stuhlgang beschrieben. Neben den Muskeln des Beckenbodens sorgt ein komplizierter Aufbau der Schleimhaut und der Gefäße, die unter der Schleimhaut liegen, für einen luft- und wasserdichten Verschluss des Afters. Die Hämorrhoiden, ein Geflecht aus Blutgefäßen, sind hauptverantwortlich für diesen Feinverschluss. Der Blutabfluss aus den Hämorrhoiden erfolgt über Gefäße, die durch die Schließmuskeln hindurchtreten. Sind diese Muskeln angespannt, fließt das Blut schlecht ab, die Hämorrhoiden sind angeschwollen und dichten den After zusätzlich ab. Beim Stuhlgang entspannen sich die Schließmuskeln, das Blut kann besser abfließen, die Schwellung geht zurück. Die Schleimhaut im Analkanal vermittelt uns die Beschaffenheit des Mastdarminhalts (fest, flüssig, gasförmig).

Beschwerden durch Analerkrankungen

Geringgradig geschwollene Hämorrhoiden äußern sich meist nur in Blutungen. Erst wenn die Feinabdichtung gestört ist, enstehen entzündliche Veränderungen der Analschleimhaut mit Juckreiz und Schmerzen. Häufige Analerkrankungen wie Analfissur oder Analekzem sind meist Folge einer gestörten Funktion des Hämorrhoidenpolsters.

Blutungen

Häufigste Blutungsursache ist ein Hämorrhoidalleiden, das üblicherweise hellrote Blut ist dann dem Stuhl aufgelagert oder kommt am Ende des Stuhlgangs. Eine streifenförmige Blutauflagerung verbunden mit starken Schmerzen beim Stuhlgang spricht für eine Analfissur. Beim Aufbrechen einer Analvenenthrombose sieht man zunächst einen dunklen Blutpfropf, anschließend kommt es mehrere Tage lang zu Schmierblutungen. Bei Analekzemen können häufig auf dem Toilettenpapier oder in der Wäsche kleine Bluttupfer beobachtet werden.

Bei Blutungen im Analbereich muss unbedingt ein Arzt aufgesucht werden, da nicht nur Hämorrhoiden, sondern auch schwere Erkrankungen wie Darmkrebs dahinter stecken können.

Juckreiz und Nässen

Juckreiz tritt bei den meisten Erkrankungen im Analbereich auf. Hauptursache ist eine gestörte Feinabdichtung des Analkanals bei einem Hämorrhoidalleiden, wenn also Schleim und Sekret unkontrolliert abgehen und am After eine feuchte Kammer bilden. Unterstützend wirken eine starke Behaarung und ein trichterförmiger After. Eine übertriebene Hygiene mit parfümierten Seifen, hautunverträglichen Salben oder Intimsprays, aber auch eine mangelnde Hygiene können Juckreiz bewirken. Eine feuchte Kammer wird unterstützt durch Unterwäsche aus Kunstfasern. Auch häufiger Stuhlgang mit weicher Konsistenz kann auf die Dauer die Analschleimhaut reizen und Juckreiz auslösen.

Juckreiz im Analbereich bei Kindern wird häufig durch einen Wurmbefall, z. B. mit so genannten Oxyuren, verursacht.

Schmerzen

Man muss unterscheiden zwischen Schmerzen, die im Zusammenhang mit dem Stuhlgang auftreten, und Schmerzen, die ständig vorhanden sind. Stuhlgangabhängige Schmerzen macht vor allem die Analfissur; die Schmerzen treten sowohl bei zu hartem Stuhl als auch bei zu weichem oder flüssigem Stuhl auf. Bei entzündlichen Veränderungen der Analhaut kommt es zu brennenden Schmerzen beim Stuhlgang. Ein starker, lang anhaltender, vom Stuhlgang unabhängiger Schmerz kann Hinweis auf eine Analvenenthrombose sein. Meist

Im Gegensatz zum Verdauungstrakt, wo die Schleimhaut nicht schmerzempfindlich ist, reagiert die sensible Analschleimhaut auf die geringsten Reize. Meiden Sie daher bei Analproblemen Gewürze, Zitrusfrüchte und Kaffee – sie können die Analschleimhaut irritieren.

Eine gut trainierte Beckenbodenmuskulatur kann die Entstehung von Hämorrhoiden verhindern helfen. Dieses Training wird am besten im Sitzen durchgeführt. Ziehen Sie ganz stark den Schließmuskel zusammen, zählen Sie bis zwölf, und lassen Sie dann wieder locker. Dies sollte mehrmals am Tag wiederholt werden. Es hat sich bewährt, zur Erinnerung einen Merkzettel an den Fernseher, den Schreibtisch oder ins Auto zu kleben.

ist dann ein Knoten am After tastbar. Solche Symptome sollten Sie sofort zum Arzt führen, da er mit einem kleinen Eingriff die oft unerträglichen Schmerzen sofort lindern kann. Ein unerträglicher, jedoch nur kurz anhaltender Schmerz kann durch eine Verkrampfung der Beckenbodenmuskulatur ausgelöst werden, die so genannte Proktalgia fugax.

Das können Sie selbst tun

- Auch wenn es Ihnen unangenehm ist, über Beschwerden im Analbereich zu sprechen, so ist bei Analerkrankungen die beste Vorbeugung gegen Komplikationen und Spätschäden das rechtzeitige Aufsuchen des Arztes. Es kann gleich die richtige Behandlung begonnen werden, und Sie können meist beruhigt werden, dass keine bösartige Erkrankung vorliegt.
- Hämorrhoiden und andere Analerkrankungen entstehen meist durch zu häufiges und starkes Pressen bei Verstopfung. Beachten Sie also die Ratschläge im Kapitel »Verstopfung«, Seite 48.
- Viele Menschen pressen nicht nur bei Verstopfung, sondern auch bei normalem Stuhl oder Durchfall kommt es vor, dass wegen eines Gefühls der unvollständigen Entleerung unnötig nachgepresst wird.
- Die beste Analhygiene ist das Säubern nach dem Stuhlgang mit lauwarmem Wasser ohne jegliche Zusätze. Da nicht jeder ein Bidet hat, muss man sich manchmal anders behelfen. Nach Entfernen der groben Verunreinigung können Sie das Toilettenpapier anfeuchten oder einen Einmalwaschlappen benützen. Anschließend können Sie sich mit trockenem Toilettenpapier abtupfen, dabei auf jeden Fall aber nicht stark reiben. Meiden Sie feuchte Tücher mit Parfümzusätzen.
- Zu enge Unterwäsche aus Kunstfasern begünstigt das Entstehen einer feuchten Kammer, bei der die Analschleimhaut aufgeweicht wird und sich leichter entzünden kann. Bevorzugen Sie atmungsaktive, saugfähige, möglichst kochfeste Unterwäsche aus reiner Baumwolle.
- Mit einer ausreichenden körperlichen Betätigung sorgen Sie einerseits für einen regelmäßigen Stuhlgang, andererseits können Sie Übergewicht vorbeugen. Bei Übergewicht kommt es zu einem vermehrten

Druck im Bauchraum, der wiederum den Druck auf den Analkanal erhöht und damit ein Hämorrhoidalleiden begünstigt. Meiden Sie Sportarten, bei denen es unwillkürlich zu einem vermehrten Pressen oder zu einer Überlastung des Beckenbodens kommt, vor allem Gewichtheben oder übermäßiges Joggen.

Nicht nur zur Vorbeugung, sondern auch bei der Behandlung von Beschwerden im Analbereich ist ein regelmäßiger geformter Stuhl sehr wichtig, um den Teufelskreis von Pressen, Hämorrhoidenschwellung und Entzündungen im Analbereich zu durchbrechen. Ist die alleinige Umstellung auf eine ballaststoffreiche Ernährung nicht ausreichend, können Sie es mit Quellstoffen wie z. B. Flohsamen versuchen. Die Analschleimhaut reizende Substanzen werden durch Quellstoffe gebunden, außerdem »rutscht« der Stuhl besser.

Die besten Hausmittel und Medikamente

Probieren Sie die folgenden Hausmittel und Medikamente auf keinen Fall im Alleingang für längere Zeit aus. Erst wenn die Ursache der Beschwerden durch einen Arzt geklärt ist, können Sie die empfohlenen Maßnahmen zu Hause anwenden.

- Bei Beschwerden durch geschwollene Hämorrhoiden helfen vor allem lauwarme Sitzbäder mit Kamille, am besten nach dem Stuhlgang. Bei Juckreiz und Entzündungen am After wirkt ein kaltes Sitzbad mit Eichenrindenextrakt. Nach dem Bad sollte jeweils der Po mit kalter Luft trockengefönt werden oder mit einem trockenen Frotteetuch abgetupft werden; dabei auf keinen Fall reiben!
- Bei akuten Beschwerden, Blutungen oder Juckreiz können Sie versuchen, den After mit kaltem Wasser zu duschen, und zwar so lange, wie Sie es aushalten. In der Apotheke gibt es so genannte Kältestäbe, die immer wieder im Kühlschrank gekühlt werden können.
- In der Apotheke können Sie viele Hämorrhoidensalben und -zäpfchen erwerben. Im Prinzip wirken sie alle gleich. Achten Sie darauf, nicht zu stark fettende Salben zu verwenden, da diese nur eine feuchte Kammer begünstigen. Normale Zäpfchen sind nicht zu empfehlen, da sie in den Mastdarm rutschen und die Wirkstoffe nicht in den Analkanal kommen. Wenn Sie Zäpfchen bevorzugen, sollten Sie auf jeden Fall solche mit eingelassenen Mullfäden, so genannte Analtampons, verwenden. Die Mullstreifen sollen im Analkanal zu liegen kommen, dort wirken sie wie ein Docht und leiten die durch die Wärme verflüssigte Zäpfchenmasse an den Ort des Geschehens. Vermeiden Sie auf jeden Fall zu langen Gebrauch von kortisonhaltigen Salben oder Zäpfchen: Sie riskieren damit irreparable Schäden der Analschleimhaut.

Die Behandlung mit dem Analdehner bewirkt eine Entspannung der Schließmuskeln, das Blut kann besser aus den Hämorrhoiden abfließen, sie schwellen ab. Durch das gegen einen Widerstand erfolgende Zusammenpressen wird der Schließmuskel gestärkt, eine möglicherweise bestehende Inkontinenz bessert sich. Die Wirkung von Hämorrhoidensalben kann mit der Anwendung eines Analdehners deutlich verbessert werden.

Bei brennenden Schmerzen oder Juckreiz können Salben mit einem lokal wirksamen Schmerzmittel (Lokalanästhetika) versucht werden; aber Vorsicht: Sie können allergische Reaktionen auslösen.

▶ Bei Schmerzen kann mit einem Analdehner die Hauptursache der Hämorrhoidenschwellung und des gestörten Feinverschlusses langsam beseitigt werden. Dies gelingt jedoch nur bei täglicher Anwendung. Dabei legt man sich auf die linke Seite und führt den mit einer Hämorrhoidensalbe versehenen Dehner langsam ein, bis ein leichter Schmerz eintritt, dann versucht man mehrmals die Schließmuskeln gegen den Dehner zusammenzupressen. Der Dehner kann jeden Tag tiefer eingeführt werden.

Wann Sie unbedingt zum Arzt sollten

Durch Eigenbehandlung können Sie zwar die Beschwerden kurzfristig loswerden, aber meistens kehren sie zurück, wenn ihre Ursache nicht erkannt ist. Wenn Sie also länger Juckreiz oder Schmerzen beim Stuhlgang haben oder wenn Blut im Stuhl ist, sollten Sie bald zum Arzt. Auch wenn Sie Angst vor der Entdeckung einer bösartigen Erkrankung haben, stecken Sie nicht den Kopf in den Sand; bei frühzeitiger Diagnose sind die meisten heilbar. Ein Hämorrhoidalleiden kann zwar nie bösartig werden, aber durch eine frühe Diagnose werden Sie beruhigt sein; die richtige Behandlung kann beginnen. Bei starken Dauerschmerzen und Knoten am After sollten Sie unverzüglich zum Arzt, es könnte sich um eine Analvenenthrombose handeln.

Häufige Erkrankungen im Analbereich

Hämorrhoidalleiden

Jeder erwachsene Mensch hat Hämorrhoiden, sie haben mit Krampfadern oder einer Venenerkrankung nichts zu tun. Hämorrhoiden sind ein durch Arterien versorgtes Gefäßpolster unter der Analschleimhaut, in gleicher Höhe und knapp oberhalb des Schließmuskels. Dieses Gefäßpolster hat eine wichtige Funktion beim Feinabschluss des Afters. Etwa 70 bis 80 Prozent der Erwachsenen haben geschwollene Hämorrhoiden, die im Frühstadium außer gelegentlichen Blutungen keine Beschwerden machen. Bei 30 bis 40 Prozent kommt es durch den gestörten Feinabschluss des Afters zu Beschwerden.

Hämorrhoidalleiden werden in vier Stadien eingeteilt:

- Grad I: nur mit dem so genannten Proktoskop sichtbare hell- oder dunkelrote Vorwölbung, mit dem Finger nicht tastbar
- Grad II: beim Stuhlgang prolabierende (vorfallende) Hämorrhoiden, die sich aber von allein wieder zurückziehen
- Grad III: beim Stuhlgang prolabierende Hämorrhoiden, die man wieder zurückdrücken kann
- Grad IV: prolabierte Hämorrhoiden, die man nicht mehr zurückdrücken kann

Ursachen eines Hämorrhoidalleidens

Erbliche Veranlagung, ballaststoffarme Ernährung, Missbrauch von Abführmitteln und sitzende Lebensweise spielen eine große Rolle. Eine Drucksteigerung im Mastdarm bei Schwangerschaft oder Übergewicht oder starkes Pressen beim Stuhlgang (z. B. bei Verstopfung) führt dann zu einer Blutstauung in den Hämorrhoidalpolstern. Die Schleimhaut über diesen aufgeschwollenen Polstern wird gedehnt, bei Durchtritt von hartem Stuhl oder beim Pressen können die kleinen Schleimhautgefäße einreißen, es kommt zu Blutungen, aber noch zu keinen Beschwerden. Erst wenn der durch den gestörten Feinabschluss verursachte Sekret- und Schleimabgang zu einer Reizung der Analschleimhaut führt, entstehen die typischen Beschwerden: Hämorrhoiden ersten Grades verursachen gelegentliche hellrote Blutungen, die entweder dem Stuhl am Ende aufliegen, auf dem Toilettenpapier zu sehen sind oder nachtropfen. Später kommt es zu Nässen, Juckreiz, stuhlverschmutzter Wäsche oder Schmerzen. Prolabierende (vorfallende) Hämorrhoiden können Fremdkörpergefühl, Sitzbeschwerden, ständigen Stuhldrang oder das Gefühl unvollständiger Entleerung auslösen.

Marisken

Dies sind läppchenartige Hautfalten am äußeren Analring, sie werden oft fälschlicherweise als äußere Hämorrhoiden bezeichnet, haben aber mit Hämorrhoiden nichts zu tun. Marisken sind an sich harmlos, können aber die Säuberung nach dem Stuhlgang erschweren. Dadurch werden entzündliche Veränderungen begünstigt; die Marisken können anschwellen und bei chronischer Entzündung derbe Knoten entwickeln.

Ursachen der Marisken

Marisken sind meist ein Restzustand nach Analvenenthrombosen, wenn sich die gedehnte Analhaut nicht mehr zurückbildet. Auch eine chronische Verstopfung mit häufigem Pressen verbunden mit einer Bindegewebsschwäche führt zu einem »Ausleiern« der Analhaut. Bei Frauen treten die Marisken häufig nach der Entbindung auf. Marisken machen normalerweise keine Beschwerden. Bei falscher Analhygiene oder durch Reiben an der Unterwäsche können sie sich allerdings entzünden, dies führt zu Beschwerden wie Juckreiz, Nässen und brennenden Schmerzen.

Feuchttücher sind zwar zur Analhygiene praktisch, enthalten jedoch oft irritierende Duftstoffe, außerdem muss mit ihnen zu heftig gerieben werden. Feuchttücher sollten nur auf Reisen oder im Büro verwendet werden.

Behandlung der Marisken

Die effektivste Vorbeugung und wirkungsvollste Behandlung entzündeter Marisken ist die richtige Analhygiene, d.h. nach dem Stuhlgang Reinigung mit lauwarmem Wasser, bei brennenden Schmerzen ggf. kalt duschen. Hat sich ein Ekzem entwickelt, sollten Hämorrhoidensalben oder Eichenrindensitzbäder versucht werden. Bei immer wieder entzündeten Marisken kann auch eine operative Abtragung notwendig werden.

Hypertrophe Analpapillen

Dies sind gutartige, meist kleine Knötchen im Analkanal. Manchmal können sie jedoch polypenartig wachsen und dann prolabieren. Diese Polypen werden nicht bösartig. Kleine hypertrophe Analpapillen machen keine Beschwerden; ab einer gewissen Größe können sie durch eine Störung des Feinabschlusses Nässen, Juckreiz und Stuhlschmieren verursachen. Langgestielte hypertrophe Analpapillen machen zusätzlich ein Fremdkörpergefühl und können prolabieren.

Kleine hypertrophe Analpapillen erfordern keine Behandlung. Erst wenn es zu entzündlichen Folgeerscheinungen oder bei Größenzunahme zu einem störenden Fremdkörpergefühl kommt, sollten sie operativ entfernt werden.

Ursachen der hypertrophen Analpapillen

Am Übergang von der Darmschleimhaut zur Analschleimhaut befinden sich kleine Hautverdickungen (Papillen). Durch häufige entzündliche Vorgänge im Analkanal oder nach Analfissuren kann es zu einer Verhärtung und Vergrößerung dieser Papillen kommen.

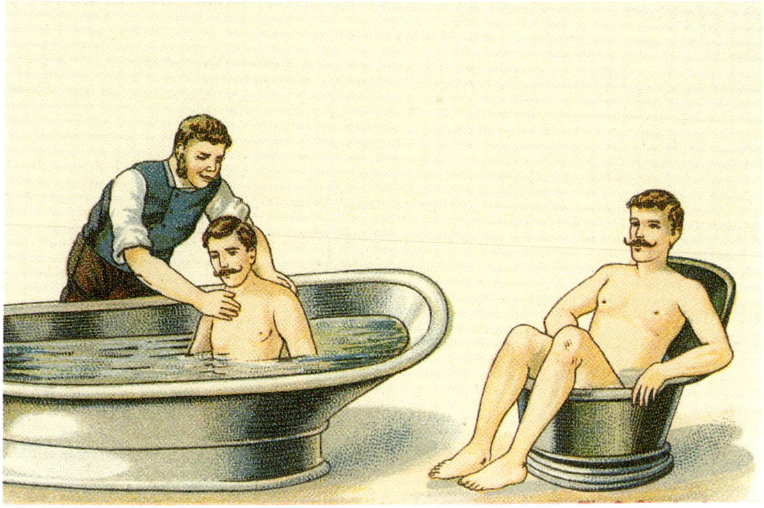

Sitz- und Wannenbäder mit den unterschiedlichsten, vorwiegend pflanzlichen Zusätzen werden bereits seit einigen Jahrhunderten u. a. zur Behandlung von Erkrankungen im Analbereich erfolgreich eingesetzt.

Analfissur

Es handelt sich um ein längliches, akutes oder chronisches Geschwür der Analschleimhaut, das plötzlich auftretende, sehr starke Schmerzen verursachen kann. Am Boden des Geschwürs sieht man oft den Schließmuskel. Manchmal kommt es zu streifenförmigen Blutauflagerungen auf dem Stuhl.

Der plötzlich – besonders beim Stuhlgang – auftretende Schmerz bei einer Analfissur kann so stark sein, dass aus Furcht davor der Stuhlgang unterdrückt wird.

Ursachen der Analfissur

Vermutlich wird die Fissur durch eine plötzliche Überdehnung, meist infolge starken Pressens bei festem Stuhl, ausgelöst. Voraussetzung ist eine entzündlich vorgeschädigte Schleimhaut. Durch den plötzlichen, starken Schmerz kommt es zu einer Verkrampfung des Schließmuskels, was die Schmerzen verstärkt und die Abheilung verzögert.

Behandlung der Analfissur

Man sollte auf einen geformten Stuhl achten, ein harter Stuhl, aber auch ein zu häufig wässriger verschlimmert die Beschwerden. Bei nicht zu starken Schmerzen kann die vorsichtige Schließmuskeldehnung mit einem Analdehner versucht werden, am besten verbunden

Bei starken Schmerzen durch eine Analfissur hilft oft nur das direkte Einspritzen eines Schmerzmittels. Durch einen geübten Arzt kann auch eine Schließmuskeldehnung unter Narkose versucht werden. Bei der chronischen Analfissur führt nur eine operative Behandlung zu einer dauerhaften Heilung.

Wichtig zu wissen ist, dass Hautveränderungen, die durch kortisonhaltige Salben manchmal schon nach zweiwöchiger Anwendung verursacht werden, mit einem Analekzem verwechselt werden können.

mit einer schmerzstillenden Hämorrhoidensalbe (keiner kortisonhaltigen!). Nach dem Stuhlgang empfehlen sich heiße Kamillensitzbäder. Zusätzlich hilft ein Schließmuskeltraining.

Analekzem

Gerade beim Analekzem ist die Zusammenarbeit von Internisten, Proktologen und Dermatologen sehr wichtig, da nur die Kenntnis der auslösenden Ursache eine wirksame Behandlung ermöglicht. Leitsymptom des Analekzems ist der Juckreiz. Durch häufiges Kratzen kann es zu Hautschäden kommen; dies äußert sich dann in brennenden Schmerzen beim Säubern und in Blutspuren auf dem Toilettenpapier.

Ursachen

Die häufigsten Ursachen finden Sie unter »Juckreiz und Nässen«, Seite 85. Zusätzlich gibt es eine Reihe von dermatologischen und internistischen Krankheitsbildern, die ein Analekzem verursachen können.

Behandlung

Vor der Behandlung muss auf jeden Fall die Ursache geklärt und für eine entsprechende Therapie gesorgt werden. Zu den symptomatischen Maßnahmen gehören Kamillen- oder Eichenrindensitzbäder mit anschließendem Trockenfönen, das Auftragen von Solutio Castellani oder Zinkpaste sowie richtige Analhygiene. In ausgeprägten Fällen kann ausnahmsweise für maximal acht Wochen eine kortisonhaltige Paste oder Lotion versucht werden.

Analvenenthrombose (perianale Thrombose)

Unter der Haut knapp außerhalb des Afters (perianal) befindet sich ein Venengeflecht, das mit den Hämorrhoiden nicht verwechselt werden darf. Analvenenthrombosen sind die Folge einer Stauung des Bluts in diesem Geflecht; es entsteht ein Blutpfropf, der sich entzünden kann. Die Thrombose äußert sich meist in plötzlich auftretenden, stechenden Beschwerden und einem schmerzhaften Knoten am After. Nach einiger Zeit kann der Knoten aufbrechen, und es entleert sich ein dunkler Blutpfropf. Anschließend bessern sich die Beschwerden, es kommt aber noch zu leichten Schmierblutungen.

Ursachen der Analvenenthrombose

Am häufigsten liegt ein Hämorrhoidalleiden zugrunde, aber auch starkes Pressen bei hartem Stuhl oder schweres Heben können zu einer Blutstauung führen. Begünstigt wird die Thrombosenentstehung durch Kälte oder hormonelle Einflüsse, z. B. bei der Schwangerschaft.

Behandlung der Analvenenthrombose

Die beste Behandlung, mit schlagartiger Schmerzbefreiung, ist die Entleerung der Thrombose durch einen kleinen Schnitt. Die Thrombose sollte nicht älter als vier Tage sein, da es dann bereits zu Wandverdickungen kommt, der Blutpfropf ist nicht mehr so leicht zu entfernen.

Sollte ein Schnitt zur Entleerung der Analvenenthrombose nicht mehr möglich sein, kann man kalte Kamillensitzbäder, kortisonhaltige Salben und entzündungshemmende Mittel (z. B. Diclofenaczäpfchen) versuchen.

Stuhlinkontinenz

Eine Störung der Feinkontinenz wird vor allem durch Hämorrhoidalleiden verursacht. Die eigentliche Stuhlinkontinenz ist die Unfähigkeit, festen Stuhl halten zu können, meist aufgrund von Schließmuskelschwächen. Möglich ist auch die Unfähigkeit der Analschleimhaut, zwischen fest, flüssig oder gasförmig zu unterscheiden.

Bei geringer Inkontinenz kommt es zu einem Stuhlschmieren; manchmal können unkontrolliert Gase abgehen. Bei zunehmender Inkontinenz kommt es neben unkontrolliertem Entweichen von Gasen und Verschmutzung der Unterwäsche zu gelegentlichem Abgang von geringen Stuhlmengen. Bei schwerer Stuhlinkontinenz kann auch fester Stuhl nicht gehalten werden.

Ursachen der Stuhlinkontinenz

Häufigste Ursache ist bei Frauen eine Verletzung der Schließmuskeln nach Entbindungen; auch nach Fisteloperationen oder Verletzungen im Afterbereich kann eine Inkontinenz zurückbleiben. Weitere Ursachen sind Schwäche der Beckenbodenmuskulatur, chronische Durchfallerkrankungen und Nervenschädigungen im Rückenmark.

Behandlung der Stuhlinkontinenz

Grundsätzlich sollte für einen geregelten Stuhlgang gesorgt werden, am besten mit Quellstoffen. Lange Toilettensitzungen mit Nachpressen sollten vermieden werden. Wichtig ist ein konsequentes Beckenbodentraining sowie sportliche Aktivität. Versuchsweise kann das Medikament Loperamid zur Stärkung des inneren Schließmuskels eingesetzt werden. Es gibt auch operative Verfahren, vor allem bei Verletzungen der Schließmuskeln.

Bei weiter bestehender Inkontinenz hat sich Biofeedback-Training bewährt. Dabei wird eine Sonde in den Analkanal gelegt. Man kann selbst den Erfolg seiner »Kneifbemühungen« auf einer Skala ablesen. Mit dieser Methode kann bei bis zu 70 Prozent eine Verbesserung der Kontinenz erzielt werden.

Feigwarzen (Condylomata acuminata)

Dies sind kleine, derbe, oft hahnenkammartige Knötchen am After, die unbehandelt zu großen blumenkohlartigen Tumoren heranwachsen können. Feigwarzen machen normalerweise keine Beschwerden, wegen der erschwerten Analhygiene kann es zu Juckreiz kommen.

Ursache

Sie werden durch Viren verursacht, die vor allem beim Geschlechtsverkehr übertragen werden. Begünstigend ist eine falsche Analhygiene mit Bildung einer feuchen Kammer.

Behandlung

Wichtig ist die rechtzeitige Behandlung, bei kleinen Feigwarzen kann 0,5-prozentiges Podophyllotoxin aufgetragen werden. Bei ungenügendem Effekt oder größeren Feigwarzen empfehlen sich die operative Entfernung, die Lasertherapie, da das Blutungsrisiko geringer ist, und der Einsatz von Interferon, vor allem um das Wiederauftreten von Feigwarzen nach einer Laserentfernung zu verhindern.

Proktalgia fugax

Bei der Proktalgia fugax sind die verschiedensten Methoden wirksam: Wärme, kalte Dusche des Afters, Setzen auf eine harte Stuhlkante, die Faust gegen den After pressen, den Schließmuskel abwechselnd an- und entspannen u.v.m. Wichtig ist die Aufklärung des Betroffenen, dass es sich um eine harmlose Störung handelt.

Proktalgia fugax heißt wörtlich übersetzt flüchtiger Analschmerz. Die Proktalgia fugax ist in der Tat ein aus dem Nichts auftretender, massiver Schmerz im Analbereich, der einige Minuten anhält und dann wieder verschwindet, ohne Spuren zu hinterlassen. Die Schmerzattacken treten, durch eine Verkrampfung der Beckenbodenmuskulatur, meist nachts oder nach dem Stuhlgang auf. Während der Schmerzattacke kommt es zum Schweißausbruch und manchmal sogar bis zur Ohnmacht.

Über den Autor
Dr. med. Thomas Simon ist Internist mit eigener Praxis in München. Als Autor mehrerer Veröffentlichungen widmet er sich vor allem der Diagnostik und Behandlung von Magen-Darm-Erkrankungen.

Literatur
Loebert, Dr. Lothar: Darmkrankheiten. Trias Verlag. Stuttgart 1991
Pitzke, Christine/Kriegisch, Dr. Norbert: Magen und Darm natürlich behandeln mit Heilkräutern. Ludwig Verlag. München 1997
Seefeldt, Dr. Dieter/Jopke, Dr. Frank: Hilfe für den rebellierenden Darm. Südwest Verlag. 3., verbesserte Auflage, München 1996
Zittlau, Dr. Jörg/Kriegisch, Dr. Norbert: Das große Buch der gesunden Ernährung. Südwest Verlag. München 1997

Hinweis
Das vorliegende Buch ist sorgfältig erarbeitet worden. Dennoch erfolgen alle Angaben ohne Gewähr. Weder Autor noch Verlag können für eventuelle Nachteile oder Schäden, die aus den im Buch gemachten praktischen Hinweisen resultieren, eine Haftung übernehmen.

Anmerkung der Redaktion
Sie haben es sicher gemerkt, dass wir diesem Buch die neuen amtlichen Rechtschreibregeln zu Grunde/zugrunde gelegt haben.

Wichtige Adressen
- Deutsche Reizdarmselbsthilfe e.V., Mörickeweg 2, D–31303 Burgdorf
- Deutsche Morbus Crohn/Colitis ulcerosa Vereinigung e.V. DCCV, Paracelsusstraße 15, D–51375 Leverkusen
- Österreichische Morbus Crohn/Colitis ulcerosa Vereinigung ÖMCCV, Obere Augartenstraße 26–28, A–1020 Wien
- Schweizerische Morbus Crohn/Colitis ulcerosa Vereinigung SMCCV, Postfach, CH–5001 Aarau
- Deutsche Ileostomie-Colostomie-Urostomie Vereinigung e.V. ILCO, Kepserstraße 50, D–85356 Freising
- Österreichische Ileostomie-Colostomie-Urostomie Vereinigung ILCO, Obere Augartenstraße 26–28, A–1020 Wien

Bildnachweis
AKG, Berlin: 12, 91; Bavaria, Gauting: Titelbild (Stock Image); Gotovac Nada, München: 6, 8, 84; Image Bank, München: 66 (D.J. Maenza); Mauritius, Mittenwald: 1 (AGE); Michler Bild-Archiv, Balzheim: 19; Pasieka Alfred, Hilden: 24; Reinbacher Lothar Dr., Kempten: 37; Superbild, Grünwald: U4 (Diaphor), 44 (B.S.I.P.); Tony Stone, München: 29 (Images), 51 (David Madison), 58 (Anthony Blake), 75 (Chris Windsor)

Impressum

Lektorat:
Marion Reichhelm
Projektleitung:
Susanne Garte
Redaktionsleitung und medizinische Fachberatung:
Dr. med. Christiane Lentz
Bildredaktion:
Sabine Kestler
Illustrationen:
Nada Gotovac, München
Produktion:
Manfred Metzger
Umschlag:
Till Eiden
Layout/DTP/Satz:
Wolfgang Lehner
Druck:
Color-Offset, München
Bindung:
R. Oldenbourg, München

Printed in Germany

Gedruckt auf chlor- und säurearmem Papier

ISBN 3-517-07525-6

Register